PT・OTのための
臨床実習の鉄則

実習準備からレポート作成まで

東京家政大学健康科学部
リハビリテーション学科教授
下田 信明——編著

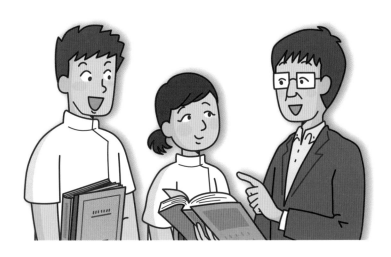

金原出版株式会社

序

　理学療法士、作業療法士養成教育において、臨床実習は最も重要な科目の１つです。それとともに、学生にとって最もストレスフルな科目となっているようです。実習継続困難になったり、単位を取得できなかったりしている実習生も少なくありません。その理由として、「実習前や実習中の生活の仕方や考え方についての工夫を知らない」「評価や臨床思考の実際について十分に学習していない」ことが挙げられます。その状況を少しでも改善できないだろうかと考え、本書を企画しました。

　本書の第１章〜第４章には、充実した実習にするための具体的工夫（事前準備方法、平静なこころの保ち方、施設に慣れるための工夫、コミュニケーションの工夫）を記載しました。

　第５章では、対象疾患の代表である脳卒中に対する評価について、写真を多用して解説しました。第６章では、理学療法士、作業療法士の臨床思考過程を知るために報告書例を示し、第７章では、長い専門職人生を楽しむために参考となる書籍・映画を紹介しています。

　本書は、実習生への応援歌のつもりで編集・執筆しました。本文中にも記載しましたが、多くの臨床実習指導者や教員は、実習生に「楽しい、安全な、充実した」実習生活を送って欲しいと思っています。そのことは実習生には実感できないのかもしれません。親になってみなければ親心がわからないように、実習生も実習指導者や教員になってみなければその気持ちはわからないのかもしれません。しかし、多くの実習指導者や教員は、心から実習生を応援したいと思っているのです。本書を読むことで、実習生がそのようなことを少しでも感じとってもらえればと思っています。

　本書が実習生にとって、少しでも楽しい、充実した実習を経験できるための一助になることを願っています。

　最後に、臨床や教育・研究でお忙しい中執筆いただいたPT・OTの先生方、編者のつたない企画を実現可能なところまで引き上げていただき、原稿作成開始後は編者の気が付かない細かいところまでお世話くださった金原出版 石黒大介様をはじめ、編集部の皆さまに感謝いたします。

2020年10月　下田信明

●編著者

下田　信明（東京家政大学健康科学部リハビリテーション学科 教授）

●執筆者一覧（執筆順）

第1章　下田　信明

第2章　下田　信明

第3章　下田　信明

第4章　下田　信明

第5章

　1. 下田　信明

　2. 杉本　諭（東京医療学院大学保健医療学部リハビリテーション学科 教授）

　3. 下田　信明

第6章　実習報告書例

　1. 理学療法

　　1）後藤　寛司（東京家政大学健康科学部リハビリテーション学科 教授）

　　2）齊藤　展士（東京家政大学健康科学部リハビリテーション学科 教授）

　　3）柴　喜崇（北里大学医療衛生部リハビリテーション学科 講師）

　　4）藤縄　光留（神奈川リハビリテーション病院 総括主査）

　　5）黒木場博幸（習志野台整形外科内科リハビリテーション科／Studio Gait）

　　6）下井　俊典（国際医療福祉大学福岡保健医療学部理学療法学科 准教授）

　　7）村上　幸士（東京家政大学健康科学部リハビリテーション学科 准教授）

　　8）後藤　綾子

　　9）一場　友実（杏林大学保健学部理学療法学科 准教授）

　　10）中野　尚子（杏林大学保健学部理学療法学科 教授）

　2. 作業療法

　　1）丹羽　敦（福岡国際医療福祉大学医療学部作業療法学科 教授）

　　2）原田　祐輔（杏林大学保健学部作業療法学科 助教）

　　3）出口　弦舞（国際医療福祉大学小田原保健医療学部作業療法学科准教授）

　　4）森田　千晶（神奈川県立保健福祉大学保健福祉学部リハビリテーション学科 教授）

　　5）斎藤　和夫（東京家政大学健康科学部リハビリテーション学科 准教授）

　　6）水島眞由美（横浜リハビリテーション専門学校作業療法学科）

　　7）鈴木優喜子（杏林大学保健学部作業療法学科 助教）

　　8）水島眞由美

　　9）河野　眞（国際医療福祉大学成田保健医療学部作業療法学科 教授）

　　10）髙橋　章郎（首都医校作業療法学科）

　　11）助川　文子（東京家政大学健康科学部リハビリテーション学科 助教）

第7章

　1. 下田　信明

　2. 望月　秀樹（杏林大学保健学部作業療法学科 教授）

目　次

第1章　実習前準備

第2章　平静なこころの保ち方

第3章　実習施設に早く慣れるための10の方法

第4章　コミュニケーションで役立つ「常識」と「会話術」

第5章 脳卒中初期評価の実際

第6章 実習報告書例

1 理学療法

2 作業療法

第7章 他者を理解し、セラピスト人生を楽しむために役立つ本・映画案内

第1章
実習前準備
——2週間前からの習慣付けが成否を分ける！

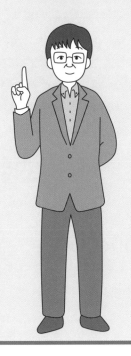

- 臨床実習は準備段階からスタートしているといっても過言ではありません。臨床実習が開始してから焦ってしまわないように、時間のあるうちにしっかりと準備しておきましょう。

- ちょっとした工夫次第で臨床実習をスムーズに乗り越えられるものですが、実際なにをしていいかわからない人も多いと思います。そこで、本章では臨床実習前の準備を具体的に説明します。

鉄則 1　実習開始2週間前に部屋を片付ける

① 体が動けば心も動く

- 気持ちを実習に向けるために、実習開始2週間前に部屋を片付けます。体を動かすことによって気持ちは動きます。ただじっとしていても、そう簡単に気持ちを実習に向けられません。部屋を片付けることが、最も簡単で効果のあるモチベーションアップの方法です。

- 部屋を片付けると同時に、持ち物やその他の準備を行います。体を使ってそれらを準備しているうちに、気持ちは実習へと向かっていくものです。また部屋が雑然としていると、考えることも雑然としてしまうものです。

- 看護・福祉系大学生において、整理整頓が苦手な人は自尊感情が低い傾向にあることを明らかにした研究[1] もあります。

② 片付けの習慣づけのコツ

- 部屋にダンボール箱を1箱用意します。実習開始後、そのダンボール箱に気がつくたびに「翌日の実習で持っていくもの」を入れます。そ

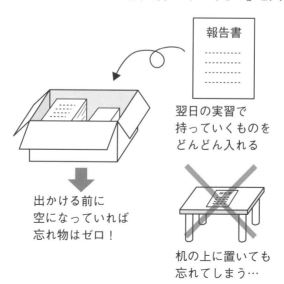

報告書

翌日の実習で
持っていくものを
どんどん入れる

出かける前に
空になっていれば
忘れ物はゼロ！

机の上に置いても
忘れてしまう…

して翌日、家を出る時には、そのダンボール箱が空になっていること
を確認します。この習慣をつけると、忘れ物が減ります。

● 忘れ物によくある例として、「報告書を印刷し、机の上に置いて寝て
しまい、翌日に持っていくのを忘れること」が挙げられます。これは、
「印刷した報告書をダンボール箱に入れてから寝ること」で避けられ
ます。

2 鉄則 生活・睡眠リズムの修正、体調管理

❶ 早寝よりも一度無理して早起きを

● 特に長期の休み明けに臨床実習がある場合などは、生活・睡眠リズム
を修正し、実習生活に対応したリズムを作る必要があります。

● 普段の生活では夜型の学生も、昼型の生活に変える必要があります。

● まず、実習期間中に「起きなければならない時間」を決めます。実習
前に最低でも2週間はその起床時間を守る必要があります。

● たとえば、実習中は6時30分に起きなければならないものの、普段
は7時30分に起きているならば、その差は1時間です。「1時間の差」
は大した差ではないかのように思うかもしれませんが、睡眠時間が普

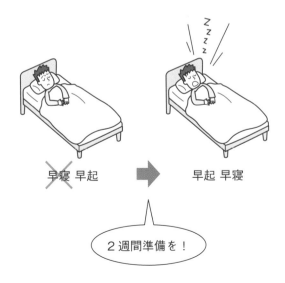

早寝 早起　➡　早起 早寝

2週間準備を！

段より１時間少ないと、脳の働きには大きなマイナスになります。そのため、普段より１時間早く寝る習慣を身に付ける必要があります。

● 普段、夜中の１時に寝て７時30分に起きている場合、12時前に床に就いてもすぐには眠れないかもしれません。その場合、１時に眠っても仕方がないのですが、朝は無理をしてでも６時30分に起きてみます。これを数日繰り返していると、睡眠不足により12時前に眠れるようになります。

● 「早寝早起き」ではなく、「早起き早寝」が生活リズム・睡眠リズム修正のための正解の方法です。

❷ 食事や飲酒、季節による体調管理

● 食事も実習中と同じタイミングにとる必要があります。普段は朝食を食べなくても、実習中は体力や集中力を切らさないためにも食べるべきなので、実習２週間前から朝食を食べる習慣をつける必要があります。実習中の昼食は12時から13時の間に食べることが多いので、実習２週間前からこの時間帯に昼食を食べるようにします。

● お酒は、実習２週間前からは飲まないほうがよいと思います。お酒を飲み始めてまだ１、２年しか経っていない学生の場合、飲酒翌日から数日は体調や脳の働きが悪くなっている可能性が高いのです。またお酒は睡眠を浅くします。

● 冬に実習がある場合は、強制はできませんが、インフルエンザ予防接種も必須と思われます。

● その他の予防接種も学校の指定通りにすませているか、再確認します。

● うがい、手洗いを励行します。

● 歯の痛みが気になっている場合、実習中のストレスで痛みが我慢できなくなる可能性もあるので、早めの治療が必要です。

● 服薬中の場合、実習前に早めに受診します。また実習期間中の受診計画を立てます。常備薬も確認します。

3 荷物1個原則
鉄則

① 実習中は「忘れ物や無くし物をする」ことを前提とする

- 実習中は緊張、疲労などの心理・身体的要因、および慣れない通勤経路や実習施設などの環境的要因により、移動時の忘れ物や無くし物が増えます。

- 心理的緊張・身体的疲労や慣れない環境は、人の注意の質（注意の幅、注意の持続、注意の分割など）を格段に下げます。これが移動時の忘れ物や無くし物が増える主原因です。

- まず、実習中は注意の質が下がり、移動時の忘れ物や無くし物が増える可能性が高いことを意識する必要があります。

- その上で、移動時の忘れ物や無くし物をしないための具体的方策を立てる必要があります。その1つが「荷物1個原則」です。

- **例1**：荷物を2つ（1つはバッグ、1つは実習着の入った袋）を持って電車に乗り、1つを電車の網棚に置き、1つは持っていた。降りる時に網棚の荷物を取り忘れてしまった。

  ➡ 慣れない電車による通いで「降りる駅は次か？」などと考えていたり、スマホで乗り換え案内などを見ていたりすると起こりがちなことです。

- **例2**：実習初日、実習施設の待ち合わせ場所（他の学生や実習指導者との）で待っている時、バッグ1つを持ち、もう1つのかばん（ノートPCが入っていた）を床に置いていた。学生が全員集合し、実習指導者とともに移動する時、PCが入ったかばんを床に置いたまま移動してしまった。

  ➡ 実習指導者との初対面に緊張していたり、実習指導者とともに移動するのに遅れてはいけないと考えていたりすると起こりがちなことです。

- 実例1・2ともに、荷物を1つにしていれば起こらないことです。

2 大きめのバッグ1つにまとめよう

- 実習着、実習靴、PCなどを入れることができる大きめの実習用バッグ（図1-3-1）を1つ用意し、実習期間中はそのバッグ1つで移動することが忘れ物防止に役立ちます。両手が空くのでリュックサックをおすすめします。ファスナーがなく口が開いたままのトートバッグは入れた物を落とす可能性が高いのでおすすめしません。

- 収納量20リットル程度のリュックであれば，実習着，実習靴，PCを入れることができます。下図のリュックには折りたたみ傘を入れるための専用の場所があります。

- バッグに、カラビナ付きキーホルダー（100円ショップで購入可）をつけておくと便利です。バッグに入らない物を持つ時に、そこにつなげておけば、荷物は1個になり忘れ物防止になります。下図ではカラビナ付きキーホルダーに実習靴用袋をつけています。

図1-3-1　筆者の通勤用バッグ

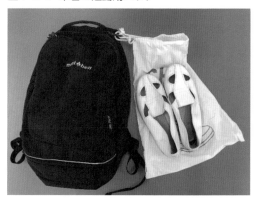

- 実習期間中に使用するバッグは1つに決めましょう。バッグを替える時に、中身（たとえば、ポケットティッシュやマスクなど）を入れ替え忘れることがあるからです。

鉄則 4 実習に欠かせない物をそろえる

- 実習に必要な物を用意して、そろえます。部屋に並べて眺めると、不足している物に気が付くことがあります。
- **臨床実習の手引き、教科書、参考書**
- **バッグ、実習着、実習靴、行き帰りの私服、PC関連**：他項で説明し

ます。

- **メモ帳**：A6サイズ以下のメモ帳を複数用意します。

- **印鑑・朱肉**：実習の書類には印鑑を押すことが必要なものがあります。印鑑と朱肉を持ち歩けば、その場で書類を完成させることができます。「家に帰ったら印鑑を押して書類を完成させなきゃ」と覚えておかなければならないことは、余計な認知負荷になり、実習遂行の邪魔になります。

- **折りたたみ傘**：電車の中で他人の濡れた長い傘がじゃまと感じたことはないでしょうか。実習中は気が回らなくなるので、長い傘で他人に迷惑をかけてしまい、思わぬトラブルになる可能性があります。また、実習施設に着いた後、長い傘をどこに置いていいか迷ったり、傘立てにおいて帰りに忘れたり（帰りに雨がやんでいると頻繁に起こります）することもあります。これらは、折りたたみ傘を使用し、電車に乗る時や実習施設に着いた時にはたたんでバッグにしまうことで避けられます。濡れた傘をバッグにしまうことに抵抗があれば、傘を入れる袋を用意しておけばそれほど気になりません。折りたたみ傘を入れるための専用スペースが付いたバッグもあります。また、日傘としても使用できます。

- **予備の現金（5千円）**：予備の現金は財布ではなく、バッグに入れておきます。財布にあると使ってしまい、必要時にないことが起こり得ます。普段は予備のお金の存在を忘れるくらいがいいかと思います。実習期間中は「お金をおろすのを忘れた」「遅刻しそうだからタクシーを使う」など不測のことが起こり得るので、予防策として用意します。

- **爪切り**：実習期間中は気が回らなくなるために、実習施設に着いてから「爪が伸びていること」に気付く場合があります。そんな時にすぐに爪を切るために、バッグに入れておきます。

- **使い捨てコンタクトレンズ**：実習中は忙しくて気が回らず、「気が付いたらない」ということが起こり得ますので、普段よりも多めに買っておきます。

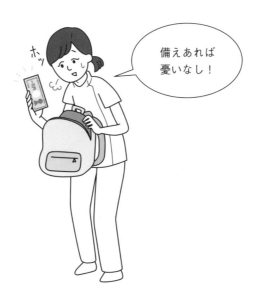

- **歯みがきシート**：実習中は時間に追われ、昼食後の歯みがきができない場合もあり得ます。そんな時、歯みがきシートで口をぬぐうだけで、歯みがきすることと同様の効果を得ることができます。対象者に失礼にならず、自分もさっぱりと過ごすことができます。
- **ビニール袋**：汚れ物を入れたりする際に重宝します。
- **その他、筆者がバッグに入れている物**：筆記用具（鉛筆、小型鉛筆削り、消しゴム、ボールペン、クリップ、付箋など）、重要な書類などを入れるクリアホルダー、名刺（財布に入れてある名刺が切れた時に使用する）、歯ブラシ、歯磨き粉、ティッシュ、傷あてパッド。

服装──行き帰りの私服と実習着

❶ 行き帰りの私服

- 最初に、実習中の「すべての時間において実習着を着る施設」なのか、それとも「私服で実習を行う場合もある施設」なのかを考える必要があります。
- 私服で実習を行う場合もある施設の場合、私服の選択にはより慎重になる必要があります。英語であっても、スラングが書かれているシャ

ツなどは避けることが無難です。極端な例ですが、ある医学部教授の話では「死ね」と書いてあるTシャツで往診実習に来た学生がいたとのことです。

- 実習中のすべての時間に実習着を着る施設であっても、実習初日は私服のままで院長などの管理職や関連部署に挨拶回りをする場合もあります。

- **上着**：襟付きの白シャツが最も無難で、2着程度用意します。特に実習開始当初はおすすめです。

図1-5-1　最も無難な行き帰りの私服

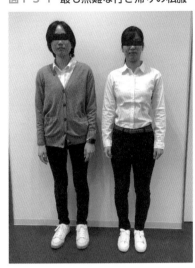

- **ズボン（パンツ）**：実習開始当初は、私服のまま何かしらの役割を担う可能性もあるため、女性もズボンが無難です。カジュアル過ぎる印象を与えることもあるのでくるぶし（外果）丈のアンクルパンツやジーンズは避けたほうが無難です。

- **靴下**：くるぶしが隠れる長さのものとします。アンクルパンツを避ける考え方と共通しますが、足首周辺の皮膚を不必要に見せることは失礼にあたる可能性があるからです。色は白が原則ですが、実習に慣れてきたら、他の実習生やセラピストの靴下の色を確認しながら、「他の色の靴下をはいてもいいですか？」と実習指導者に聞いてみてもいいと思います。

- 実習の行き帰りの私服は、休日などに着る私服とは分けておきます。特に靴下は分けておかないと、つい短い靴下を履いてしまうことが起こりがちです。

- IT企業経営者などには、ほとんど毎日同じような服を着ている人がいます。それは、「朝、服を選ぶ」という時間や認知的労力を減らすためだそうです。実習期間中はそれを参考にし、「朝、何を着ていくか」をなるべく考えなくてすむように工夫をしてください。

2 実習着

- 「枚数」「洗濯ずみ」「しわ・しみなし」などを確認します。
- **ズボン**：必ず履いて裾の長さを確認しておきます。裾が長すぎて床にすってしまう場合、床の雑菌を拾っていることになります。

6 鉄則　髪型・髪の色など

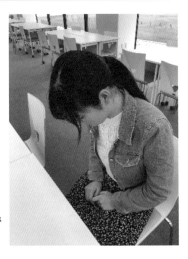

- 長い髪はゴムで束ねます。前かがみになった時に、前髪やサイドの髪が目や顔にかからないようにします。
- 髪は脱色や着色せずに、地毛の色にします。
- 化粧は薄く、地味にします。
- ピアス、イヤリング、ネックレスなどは着けません。

図1-6-1　髪を結んだが，前かがみになるとサイドの髪が前に垂れる

7 鉄則　交通機関の確認

 1 余裕を持った集合と下準備

- まず、実習初日の朝に「施設に着かなければならない時間」および「行く場所」を確認します。着かなければならない時間は「実習開始時間」ではありません。たとえば8時30分が開始時間であれば、初日は「8時10分」などと集合時間が指示されているはずです。また集合場所も「病院受付前のいすに座っていてください」「リハビリテーション室の受付で実習生である旨を伝えてください」などと具体的に指示されているはずなので、再確認します。
- 指示された時間の少なくとも10〜15分前には集合場所に着くように、交通手段を調べます。初日は特に早めに着く必要があるので、で

きれば事前に交通手段を確認して実習施設へ行き、下見をすることをおすすめします。

- 長期の実習で定期券を購入する場合は、学校に指定された時期を間違えないように購入しましょう。
- 電車を利用する場合でも、運行停止や遅延に備えて別の路線も調べておきます。
- 「行き先が違う電車に乗ってしまった」「逆方向の電車に乗ってしまった」「乗換駅で降り忘れた」といった例があります。十分に注意してください。

❷ 各交通手段と遅刻の扱い

- **電車**：15分程度の電車遅延は正当な遅刻理由にはなりません。
- **路線バス**：道の渋滞は正当な遅刻理由にはなりません。渋滞を想定して利用するバスを決めてください。
- **タクシー**：駅に常に停まっているとは限りません。また、必要な時に限って、路上ではつかまらないものです。電話で呼び出しても、空車が近くにいるとは限りません。
- **自転車**：パンクした場合に備え、代替の交通方法（路線バスなど）を確認しておきます。雨天時に傘を差しながらの運転は危険です。また、スマホを操作しながらの自転車運転による事故が頻発しています。自治体によっては規制されている行為もあり、注意を要します。
- **駅からの施設への徒歩時間**：施設のホームページ上に記載されている所要時間通りに自分が着くことができるかはわかりません。実際に歩いて確認する必要があります。
- **実習施設の敷地内の徒歩時間**：敷地面積が広い施設の場合、入口から集合場所まで数分歩く場合もありますので、注意が必要です。

PC・プリンター・スマートフォンにおける備え

1 PC

- PCは忙しい時ほど突然故障しがちです。外付けハードディスクなどに、バックアップデータを定期的に（実習中は最低でも週1回）保存します。

- PCが故障した時の修理依頼先を確認しておきます。PCが故障した時、家族や友人、学校に借りることができるかを確認しておきます。データの互換性も確認しておきます。

- ウイルスチェックも必須です。

- データを保存するUSBメモリーも突然壊れます。

- PCの実習施設内への持ち込み可否は施設によって異なります。必ず確認してください。

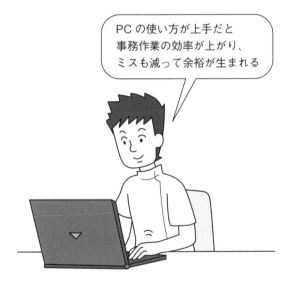

PCの使い方が上手だと
事務作業の効率が上がり、
ミスも減って余裕が生まれる

② プリンター

- プリンターも突然故障します。筆者は「プリンターが壊れたので報告書の印刷ができませんでした」と何人もの学生から聞きました。家族や友人、学校の機器を利用できるかなど、プリンターが故障した時の代替方法を確認しておきます。
- 個人情報を扱うことと、混んでいて利用できない可能性もあるため、コンビニエンスストアでの印刷は、原則避けてください。
- インクとA4用紙を十分に用意します。

③ スマートフォン

- 充電器・充電池を持ち歩きます。
- スマートフォンのアドレス帳には、教員から伝えられた緊急連絡先をすべて登録してください。

9 鉄則　各種書類・デイリーノート・報告書ファイルの事前作成

- 出席簿、実習到達度評価表、欠席届などの書類について、事前に記入（入力または手書き）できるところ（学生番号や氏名、その他）は記入しておきます。これを行うことで、実習中に必要な各種書類を確認できます。
- デイリーノートや報告書も同様に事前に記入しておきましょう。
- デイリーノートや報告書は、学年が上がっても、実習で利用する基本的な書式・型は同様である学校が多いと思います。その場合は、前回の実習で作成したファイルに名前を付けて保存し、流用します。

　例）191007評価実習報告書.docx → 200309総合実習報告書.docx

- 保存したファイルに記載されている内容を、コピーした段階で今回の実習に合わせて修正しておくと、実習開始後の作成がスムーズになると同時に、実習のシミュレーションにもなります。
- デイリーノートや報告書をとじこむファイル（紙用の）は、内容が外

から透けて見えないように透明の物を選ばない、もしくは差し紙を表裏に挟むようにしてください。

データファイルの管理方法

 ファイル名を工夫する

- 筆者はPCで扱うすべてのファイル名の先頭に日付を入れます。たとえば、今作成しているこの原稿のファイル名は、「191007　第1章」です。「2019年10月7日に作成している」という意味です。

- 何日か続けて作成したり、他人に読んでもらって修正したり、印刷して読んで修正したりした後、数日おきにファイル名の日付部分を変えたうえで保存します（論文執筆時のファイル名はもっと詳細に工夫しています）。たとえば、手を入れて3日後に保存したファイル名は「191010　第1章」となります。保存先のフォルダも章ごとに管理しており、「第1章」という名前のフォルダに保存しています。

- こうすることでフォルダ内に「日付順」にファイルが並ぶため、どれが最新のファイルかが一目瞭然です。また、1度削除した文章を再度使用したい時には、古いファイルを開いてコピペします。人間の記憶には「時間順」がかなり残りますので、「どのくらいの時期のファイルを探せばよいか」を意外と迷わずに判断できます。

- 避けるべきは「第1章　完成版」のようなファイル名です。その時は完成版のつもりでも、かなりの確率で修正しなければならない時が来ます。その時に「第1章　完成版の修正」「第1章　修正版の提出版」などというファイル名を続けていると、どれが最新ファイルか一目でわからなくなります。日付をもととしたファイル名作成では、この問題が起こりません。

- 時間順に情報を管理する方法（紙の書類ですが）は成書[2, 3]でも推奨されています。

❷ フォルダ構造も工夫する

● フォルダの作り方も工夫してください。筆者は細かくフォルダを作成するほうだと思いますが、フォルダをそれほど細かく作らない教員もいますので、自分のやりやすい方法を探してください。ただ漫然とデスクトップにファイルを置き続けるのは、作業を非効率にするので避けるべきです。

11 鉄則 時間・スケジュール管理方法

❶ 学生生活の時間感覚を捨てよう

● 普段の学生生活と実習中では、必要とされる時間感覚が異なります。普段の学生生活では、「約束の時間や講義開始時間の5〜10分前に準備ができている、約束の場所に到着している」ことはあまりないかもしれません。しかし実習中は、それが要求されます。

● 約束の時間に間に合わせるためにどれくらい前から動き出すかといった時間感覚は、実習前から意識して磨くしかありません。実習2週間前から、トレーニングのつもりで意識して行動してください。

❷ スケジュール管理法

● 動くことと同時に実習中は、緻密なスケジュール管理が必要です。実習中のダブルブッキングは比較的よく起こります。たとえば「翌日の14時に対象者との面接の予約をした後に、その時間帯はレクリエーションを進行する必要があったことに気が付く」「『明後日に報告書を出してください』との指示に『わかりました』と返事した後に、その日は就職面接で実習を休むことに気が付く」などが挙げられます。

● 実習中は忙しく、緊張のために気が回らないこともあって、午前中に対象者や実習指導者と交わした午後の約束を忘れるといったこともよく起こります。また報告書、出席簿などの提出日時を忘れることもよく起こります。

● スケジュール管理に関するミスを防ぐには、こまめに予定表に書き込

み、こまめに確認するしかありません。

- スマホなどのデジタル機器でスケジュール管理をしている学生も多いかとは思いますが、今のところ、実習中のスケジュール管理はアナログ（メモ帳・手帳・予定表に書き込む）のほうが利便性が高いと思います。たとえば、実習中に常に持ち歩く小さいメモ帳に、約束が発生したらすぐに書き込み、後に時間ができた時に手帳・予定表に書き込むことが実習時間中に可能だからです。実習時間中にスマホを使用することはできません。

- 精神科医の井原氏は、ペンを挟んだA6判の手帳を常に胸ポケットに入れて持ち歩き、思いついたことのすべて（やらなければいけないこと、仕事のアイデアなど）を記入し、終了したら線で消す方法を取っているそうです[2]。

3 スケジュール管理も2週間かけて慣れておく

- どのような方法をとるにせよ、時間・スケジュール管理について改めて意識して考えることが実習準備には必要です。

- 実習中、帰宅してから寝るまでの時間をどのように過ごすのか、についても実習2週間前からシミュレーションしたり、実際に行ってみたりするとよいと思います。

- 19時に家に着き、23時に寝るとしたら、その間の時間は4時間しかありません。4時間で夕飯を食べる、風呂に入る、くつろぐ、翌日の準備、そしてもちろん勉強や記録作成などをしなければなりません。一人暮らしの場合は、さらに家事もしなければなりません（家族と暮らしていても同様かもしれませんが）。

- そのため、効率的で、かつ時間に追われる感じはないような時間の使い方を意識して学習しておく必要があります。

鉄則 12 SNS（ソーシャル・ネットワーキング・サービス）の使用を最小限にする

- 現代生活における時間浪費の代表格はSNSだと思います。漫然としたLINEによるやり取り、TwitterやInstagramほど時間を浪費するものはありません。

- もちろん、SNS利用には大きなメリットや楽しみ・面白みがあり、普段の生活では必須でしょう。しかし忙しい実習期間中は、大きな時間浪費の原因となり、実習遂行にマイナスの影響を与える可能性があることを認識する必要があります。

- 筆者も以前、Twitterで様々な人のつぶやきを頻繁に読む日々を過ごしていました。そこには重要な情報が書かれているような気がしていました。しかし、仕事が忙しくなった時に一時的に読むことを止め、しばらく後に再開してみると、そこには自己顕示と他者批判が多くを占めている文章が羅列されているだけのように感じました（もちろんすべての文章ではありませんが）。それ以来、フォローするアカウントはかなり限定しました。それで困ることはありません。

- 実習期間中にSNSに多くの時間を割いていると、次節で述べる守秘義務に違反してしまう可能性も高まります。実習を契機として自分のSNSの使い方に問題はないかを考えてみてください。

鉄則 13 守秘義務

1 個人情報漏えいは身近な問題

- 守秘義務とは職務上知り得た秘密を守るべき法律上の義務です。秘密を漏らせば罰せられる可能性があります。

- 実習中に知り得たすべての個人情報（患者・利用者・家族・実習指導者・施設職員などに関する）については、外部に漏らしてはいけません。

- たとえ個人情報が自分の家族のものであっても、漏らしてはいけません。

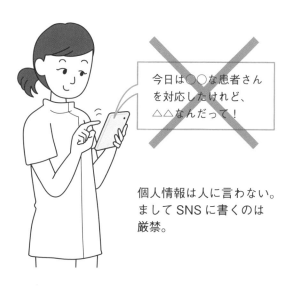

- しかしSNSの発達も相まって、少なからぬ学生が守秘義務違反をしてしまっています。守秘義務違反の例を挙げます。
- 「電車やバスの中で患者や施設職員のことを実習生同士で話し、周囲の人に聞かれてしまう」「訪問実習で知った情報をSNSに書いてしまう」「患者の病歴を同級生に聞かれた学生が、メールに書いて送信してしまう」
- 教員も学生の個人情報（住所、電話番号、成績、病歴など）は徹底して保護するよう努めています。みなさんの個人情報が教員によって外部に漏れていたり、教員同士で噂のように話されたりしていたら、みなさんはどのように感じるでしょうか？　想像してみてください。

2 個人情報保護への対策

- メモをする際には、患者・利用者などの個人情報を記載してはいけません。またメモをなくさないように気をつけてください。
- 学校やコンビニエンスストア（コンビニエンスストアでのコピーは、緊急時を除き、原則避けてください）のコピー機に報告書などの原本を忘れないように気をつけてください。

❸ 対象者情報の報告書・デイリーノートへの記載法

- 実習指導者や教員と確認しながら記載してください。
- 氏名➡「事例1」「症例1」（イニシャルも不可）
- 年齢➡「70歳代後半」
- 住所➡ 記載不可
- 家族構成➡「父、妻、娘2人と同居」（構成員とその人数のみ）
- 教育歴➡「大学卒」「高校中退」
- 職業歴➡必要に応じて「事務系会社員を20年継続」「教員5年目」「農業に40年従事」
- 発症日➡「3日前」「3週間前」「1年半前」
- 入院日➡「発症後2週間」
- 現病歴・既往歴➡病名は可。病院名は不可。「8日前の朝、頭痛、右腕のしびれあり。救急車にて本院受診。……」「5年前に心筋梗塞で大学病院に4カ月入院。……」

鉄則 14 「臨床実習の手引き」を熟読する

- 学校から配布される「臨床実習の手引き」を熟読してください。
- 臨床実習の手引きには、実習前後を含め実習中にしか触れない学生が多いと思います。記載内容が定期試験や国家試験の問題に出されるわけでもありません（出る場合もありますが）。しかし、養成校の教育理念や専門職倫理から実習の基本的考え方や具体的方法、提出すべき書類まで、豊富な情報が記載されています。ぜひ熟読してください。
- 誤字・脱字や記載内容の矛盾を見つけたら教員に伝えてください。感謝されます。
- 将来、自分が手引きを作成するつもりになって読んでみてください。それは結構な確率で起こり得ることです。

鉄則15　講義で興味が湧いた事柄1つについて深く勉強する

❶ 「何もかも」は勉強できない

- 実習前は「筋の起始停止・機能、脳の構造、認知機能、ROM計測方法、MMTの方法、筋力強化の方法、バランス練習の方法、歩行練習の方法、ADL指導の方法、脳卒中のこと、心疾患のこと、精神疾患のこと、介護保険制度についても、何もかも勉強しなきゃ」と考えるものです。
- しかし、現実的にそれは不可能です。思いつくまま網羅的に勉強しようとしても中途半端で結局どっちつかずになります。
- そこで、今までの講義で習ったことの中で、最も面白いと思った事柄、興味のある事柄を1つ見つけ、まずはその事柄のみの勉強を始めてください。

❷ 興味があることが1つもなくても……

- 1つもないという場合も、無理やり1つ見つけてください。
- たとえば、「人間の手の筋の特徴」「人間はなぜ二足歩行なのか」「自分も高校の時に経験した膝の前十字靭帯損傷」「おじいちゃんが心筋梗塞と脳卒中になったけど、その2つの病気の関係」「統合失調症と自閉症は何が似ていて、何が似ていないか」「脳卒中患者が歩けるようになる確率」「世界の医療保険制度はどのように違うのか、なぜ違うのか」「高齢・少子社会は何が問題なのか」など、一見、実習に直接役立ちそうにないことでもかまいません。
- 興味のある事柄であれば、集中でき、勉強することも比較的苦にならないと思います。
- その1つの事柄を深く勉強すると、周囲の関連領域に触れざるを得なくなります。そして、実習に直接役立ちそうな事柄にも徐々に触れることになっていきます。
- その勉強を続けていれば、定期試験のために無理やり勉強していた時とは違い、「勉強することは面白い」と感じる体験ができるかもしれ

ません。

- もしそうなれば、実習に直接必要な、それまではさして興味のなかった事柄も勉強する気になるかと思います。その体験が実習中の意欲的な勉強・学びにつながっていくかと思います。

すべての実技練習（介助、検査・測定、治療・指導）が必要だが、せめて「血圧測定」と「車いす⇔ベッドの移乗」だけは適切・安全に行えるよう練習する

- 実習指導者・教員が実習で最も重視することは「（対象者・患者および学生にとって）安全に実習が遂行される」ことです。
- 対象者の安全に配慮できる学生か否かを実習開始当初に知るためには、「血圧測定」「車いす⇔ベッドの移乗」は有効な課題です。
- これらの課題は、理学療法・作業療法実習生にとって基本的な課題です。しかし対象者の状態把握、言葉かけをしながら自分の体を使って適切に物品や対象者の身体を扱っていく必要があるので、学生にとっては実習開始の「最初に越えなければならない壁」になります。
- 実習開始当初にこれらの課題でつまずき、実習指導者からの適切な指導を脅威ととらえ、次の課題に進めなくなる学生もいました。
- しかしこの2つの課題は、実習開始前に学生同士で十分に反復練習すれば、誰もができるようになる実技課題です。
- 実習開始当初にこの2つの課題をスムーズにクリアできると、「何とか実習を行っていけそうだ」という自信がつくものです。
- 逆にここでつまずくと、必要以上に自信をなくすことも起こり得ます。
- 前節に書いた勉強でも同様ですが、実習前は「挨拶の仕方、血圧測定、面接、ROM測定、筋力測定、感覚検査、認知機能検査、移乗介助、歩行介助、基本動作指導、着衣指導も、何もかも練習しなきゃ」と考えるものです。そして、どれもこれも中途半端な練習に終わることも多いものです。それよりは、まず「血圧測定」「車いす⇔ベッドの移乗」に絞り、この2つの実技に自信が持てるまで繰り返し練習することを

おすすめします。

- この2つに自信が持てると、自然に次の実技課題の練習も集中でき、進んでいくものです。

参考文献

1) 麻生保子, 斉藤雅茂, 野尻由香, ほか：看護・福祉系大学生における整理整頓への苦手意識に関連する要因. 保健医療科学 66：630-9, 2017.
2) 井原裕：精神科医が実践する デジタルに頼らない 効率高速仕事術. ディスカヴァー・トゥエンティワン, 40-132, 2019.
3) 野口悠紀雄：「超」整理法. 中央公論新社, 1993.

第2章
平静なこころの保ち方
──自分を客観的にみることで意識は変わる

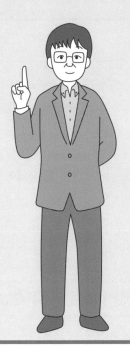

- 「外から自分はどうみられているか」「教える側がどう思っているか」を把握しようとするだけでも、実習中のこころの持ち方は変わります。

- 仕方のないことにはいつまでもこだわらず、"あきらめ" も肝心です。

- 人間は環境が新しくなると緊張や不安を感じることは当たり前なので、意識しすぎずに気楽に取り組みましょう。

- いつもと違う環境だからこそ、睡眠をきちんととって、適度な運動や息抜きをこころがけましょう。

- 多くの実習指導者や教員は、学生が思う以上に学生を援助することに一生懸命です。ぜひ相談してみましょう。

鉄則 1 実習生は病院・施設職員にとって「異物」

- 実習生は実習施設に普段からいるわけではないので，職員にとっては異物です。そのため，実習生の言動は非常に目立ちます。

- 逆の立場で考えてみてください。たとえば、自分のアルバイト先のカフェに新人アルバイトが入ってきた時のことを思い出してください。その新人の身だしなみや一挙手一投足が気になったのではないでしょうか。そして、不十分な点を指摘したくなったのではないでしょうか。実習生はその新人アルバイトのように、最初は「異物である」と認知されます。実習生は何をしても目立ってしまうのです。

- 実習生としてはまず、「実習開始当初、自分は何もしなくても目立ってしまう存在なのだ」ということを意識して行動してみてください。

- ただし、自分が異物ということを意識し過ぎて、まったく行動できなくなることは避けなければなりません。「目立ってしまっても仕方のない存在」と少し気楽に考えて行動してみてください。

鉄則 2 実習前や実習期間中の緊張・不安は当たり前の正常反応

- 「どうして自分はこうも実習前（あるいは実習中）に緊張してしまうのだろう」と嘆いている学生は多いと思います。しかしそのように考え、嘆いても、プラスになることはありません。そのように考える必要もありません。

- 人は"動物として"危険を察知するため、新しい場所や未知の他人（あるいは少しだけ知っている他人）には緊張するようにできています。その緊張は進化の過程において必要だったことであり、仕方のないことです。あきらめるしかありません。

- そのため、余計なことを考えて嘆くのではなく、目の前のやるべき課題に取り組むしかありません。

- 「朝起きて着替え→実習施設に行き→実習指導者や対象者さんに挨拶

し→実習の課題を行う」という、目の前の課題への取り組みを繰り返していくうちに、緊張・不安があっても、日々の課題をこなしていけることに気が付くものです。

● 緊張や不安があっても大きな心配はいりません。

鉄則 3 実習指導者も実習期間中は普段よりも緊張している

● 学生からすると、実習指導者は堂々としていてとても緊張しているようには見えないと思います。しかし実習指導者も、初めて接する実習生に対し緊張しているものです。また、「実習生から知らないことを聞かれたらどうしよう」「実習生への指導を同僚や上司はどう思っているのだろう」などと不安に感じているものです。

● 実習期間中に食欲がなくなってしまう実習指導者もいると聞きます。

● 実習指導者も緊張している可能性があることを知ると、自分の緊張も少し客観視できるのではないでしょうか。

● また、たとえばアルバイト先や学校において、後輩の仕事の仕方やミスを指導・指摘しなければならない時、心理的負担を感じた経験はないでしょうか。同じように実習指導者も学生の指導において、心理的負担を感じているものなのです。ちなみに教員も同様です。学生も人として、そのこと（表面化しない実習指導者の心理的負担）に思いをはせることができるといいと思います。その理解が「実習指導者とのよい関係を育む基礎」になると思います。

鉄則 4 他人をほめることは難しく、
ミスや不十分な点を指摘することは簡単

● 学生から「実習指導者の方はちっともほめてくれなかった」という発言を聞いたことがあります。しかし、他人をほめることはとても難しいことです。一方、他人のミスや不十分な点を指摘することは、ほめることよりもかなり簡単なことです。

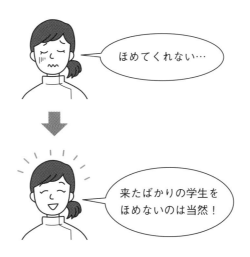

気持ちの持ちようが大切！

- あなた自身、アルバイト先やサークルで後輩などを指導する立場の時、どのくらいほめることができるでしょうか。友人に対し「その服かわいいね」「昨日の発表、わかりやすかったよ」などとほめることはあるかと思います。しかし指導する立場の時には、意外とほめることは難しく、不十分な点を指摘するばかりになっていたりしないでしょうか。

- 熱心でまじめな実習指導者ほど、指摘が先行してしまうこともあります。

- 「ほめることは難しく、不十分な点を指摘することは簡単」と意識しておくだけでも、「ほめられなくても仕方ないか」といい意味でのあきらめがつくと思います。また、ほめられないことへの固執は少なくなると思います。

- また、ほめられないことで傷つく必要もありません。

- もしほめられたら、「難しいことをしてくれたんだ」と思って、大いに喜びましょう。

鉄則 5 「指導する側は普通のトーンで話しているつもりでも、受け手側は強いトーンととらえてしまうのが通常」ということを知る

● 人は他人の指導をする時、ごく普通のトーン（言い方、声の強さ、声の大きさなど）で話しているつもりでも、指導される側からすると、強く、きつく聞こえてしまうことがよくあります。

● そのため指導を受けている時、トーンがきつく感じても、ショックを受ける必要はありません。傷つく必要もありません。「ありがちなことである」と冷静に受け止めてください。

● 指導する側は、特別に強く言おうとしているわけではないことがほとんどです。一生懸命に指導しているだけかもしれません。

● たとえば、実習指導者に「それ取って」「ちょっとそこで見学されるとじゃま」「ここの文章、変でしょ」などと言われることがあるかもしれません。これらの言葉を少し強く言われると、言われた側は落ち込むかもしれません。しかし、忙しい臨床の中で「それ取っていただけますか」「そこで見学されるとじゃまです。どいていただけますか」などとはなかなか言えないものです。

● 言葉のトーンに大きな影響を受ける必要はありません。その言葉の中身をしっかり把握し、次の行動に生かしてください。

鉄則 6 人は普段、そんなに笑顔ではない

● 筆者は直接実習を指導した学生から、実習終了後に「対象者さんや他のスタッフと接している時みたいに、もっと笑顔で指導してほしかったです」と言われたことがあります。筆者が考えたこともなかったことなので印象に残っています。

● 対象者さんと接している時には、多分に愛想笑いもあったのでしょう。

● しかし人は普段、それほど笑顔ではないものです。今度意識して、周りの人々を観察してみてください。特に、仕事中や他人と少し込み入

った話をしている人は、それほど笑顔ではないと思います。

- 実習指導者や教員の表情を過剰に気にする学生も少なくありません。

- しかし、他人の表情にとらわれ過ぎる必要はありません。実習指導者の笑顔が少なくても気にしたり、傷ついたりする必要はありません。「そんなものだ」と気楽に考えてください。

鉄則 7 多くの実習指導者は自分の仲間を育てようと一生懸命である

- 筆者は長い教員生活の中で、多くの実習指導者と接してきました。そのほとんどは「自分と同じ職業を選択した若者に、臨床実習で少しでもいい経験をしてほしい」と願っている方ばかりでした。

- PT・OTは仲間意識が強い職業だと思います。実習指導者も、学生を「将来の仲間」ととらえる方が大多数です。

- 学生は、実習指導者が学生に対してこのように思っていることを実感できないかもしれません。しかし学生も、実習指導者になった時にはわかるかと思います。

- 当然のことながら、どこの社会でも同じように、自分のことしか考えない実習指導者もいるかもしれません。しかし、その割合は多くはありません。

- また「学生の実習指導は専門職の社会貢献として当然の責務である」と考えている実習指導者がほとんどです。

- そのため学生は、よほどのことがない限り、実習指導者を信頼して実習を開始してください。

鉄則 8 睡眠不足は平静なこころを保つための最大の敵

- 実習期間中に最も避けなければならないのは「睡眠不足」です。実習中に課題に追われ、睡眠時間を削り、結果的に心理的不調になり実習が継続できなくなる経験をした学生は少なくありません。

- 平均睡眠7時間を切ると心身に支障をきたします[1]。寝不足は抑うつと焦燥を強めます[1]。
- 1週間で50時間の睡眠が必要です[1]。
- 井原氏[1] は、うつ病を生活習慣病としてとらえ、睡眠不足の危険性に警鐘を鳴らしています。
- ひと昔前の臨床実習では「寝なくて当たり前」のような雰囲気があったことは否めません。しかし、それは時代錯誤の大間違いです。実習期間中こそ、対象者や自分の安全のために寝なければなりません。
- 眠れない（寝付けない、早朝に目が覚める）、と感じたら、ためらうことなく実習指導者や教員に相談してください。今時「実習中は寝なくて当たり前」のようなことをいう実習指導者や教員はいないと思いますし、それはあってはならないことです。
- 帰宅後は集中して学習し、睡眠時間は削らないでください。
- 課題がこなせず、睡眠時間を削る日が続く時も、ためらうことなく、実習指導者や教員に相談してください。

鉄則 9　運動は平静なこころを保つために大いに役立つ

- 実習期間中は定期的に運動してください。「そんな時間はない」「普段運動なんかしないのに」と思うことでしょう。しかし、意識的に運動を生活に取り入れてください。
- 運動はストレス解消、不安、うつ、注意欠陥障害などの軽減に役立ちます[2]。
- 実習施設までの往復で、継続して15分、歩いてみてください。きっと、何もしなかった時に比べ、気分がすっきりすると思います。
- 休日には、長く歩くこと、ジョギング、水泳などの有酸素運動あるいは可能であればテニスやフットサルなど楽しめる球技などを意識的にしてみてください。その後の学習がはかどり、睡眠の質もよくなると思います。

鉄則 10　毎日30分、没頭できる作業・活動をし、休日の楽しみを用意する

- 実習のあった日、実習終了後から寝るまでの時間のどこかで、30分間、実習のことを忘れて没頭できる作業・活動をしてください。その日にあった嫌なことや、その他余計なことを考えても、思考や気分がいい方向に向くことはありません。それよりも、没頭できる作業・活動に取り組むほうが嫌なことを忘れさせてくれます。
- マンガを読む、ゲームをする、本を読む、手芸をする、料理をする、浴槽を徹底的に掃除するなど、何でもかまいません。
- 休日の楽しみを用意してください。外食やスイーツ屋巡り、映画館で映画を観るなどなんでもかまいません。休日の半日は外出し、楽しんでください。実習期間中だからこそ、具体的に外出を計画してください。計画しないと、だらだらと休日を過ごしてしまいます。
- アクティブレスト（積極的休養）という言葉もあります。

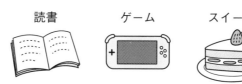

読書　ゲーム　スイーツ

心に余裕がなくとも、1日30分は好きなことをしよう！
休日には気分転換を！

鉄則 11　つらい時に考えること（思考内容）は本来の自分の考えではない可能性が高い

- 筆者の長い教員生活において、実習中にどれだけの学生から「自分はOTに向いていない」「本当はOTになりたいとは思っていない」「親にOTをすすめられたから入学した」「友人のように一生懸命になれない」「まわりの実習生がみな、自分よりも優秀だ」などと相談されたことでしょうか。しかし現在、それらの学生の多くはOTとして立

派に働いています。

● これらの考えが出始めたら、その考えはいったんしまい、どこか別の脳内箇所に置くことをおすすめします。そして意識的に、体を動かすか、好きで没頭できる作業・活動をしてください。

● なぜならば、つらい時に考えること（思考内容）は本来の自分の考えではない可能性が高いからです。このことを意識的しておいてください。

● 自分がOTやPTに向いているか向いていないかは、実習終了後に考えればいいと思います。実習が終われば「何であんなこと考えていたんだろう」と思う可能性が高いと思います。

● 「OTやPTに向いているのか、いないか」は、免許を取って臨床をし、対象者と本気で向き合ってからでないとわかりません。

鉄則 12　つらい時に考えること（思考内容）は被害的になるものだ（被害的思考）

● つらい時に考えること（思考内容）は被害的になるものだ（被害的思考）ということを意識的に覚えておいてください。そうすることで、これらの考えが出てきた時に、一歩立ち止まって、別のことを考えられる可能性が高くなります。

● 実習がつらい時には、「実習指導者に嫌われている」「できない学生だと思われている」「実習指導者や教員は単位を落とそうとしている」「実習指導者が今朝、挨拶（あいさつ）をしてくれなかった。きっと怒っている」などと、被害的思考に陥りがちです。

● しかし、これらの思考内容には何の根拠もありません。思い込みに過ぎないことが多いのです。

鉄則 13　実習の単位が取得できず留年しても、人生は続く

● 実習の単位を取得できず、留年や退学を経験する学生は少なくありま

せん。留年や退学した時は「人生終わった」と思うかもしれません。しかし人生は続きます。

- 留年しても翌年の実習をきちんとこなし、卒業してセラピストとして立派に働いている人はたくさんいます。国家試験に落ちた場合も同様です。

- また退学し、PTやOTになれなくても（ならなくても）、それはそれで別のちゃんとした人生が続いていきます。

- 実習単位が取得できないことが決まっても、退学するなどの判断をすぐにする必要はありません。まずは少し休み、好きなことをして、時間が経過するまで待ちましょう。

- 少し時間が経てば、今後について前向きに考えることができるようになるものです。

鉄則 14　時にはきちんと休むこと（休学など）も必要

- 実習や学校生活があまりにつらければ、周囲の人（保護者、同級生、友人、教員など）に相談した上で、きちんと休むこと（休学など）も必要かもしれません。

- 休むことは決して恥ずかしいことではありません。休んだ後には、また歩き出すことができます。

鉄則 15　学生が思う以上に、多くの教員は学生の人生を援助することに一生懸命

- そうは見えないかもしませんが、多くの教員は学生が思う・考える以上に「学生が上手く・楽しく学生生活を送ってほしいと考え、学生の人生を援助することに一生懸命」です。必要な時には相談してみてください。

参考文献

1) 井原裕：生活習慣病としてのうつ病．第1版，弘文堂，2013.
2) ジョン・J・レイティ他著，野中香方子 訳：脳を鍛えるには運動しかない．第1版，日本放送出版協会，2009.

第3章
実習施設に早く慣れるための10の方法

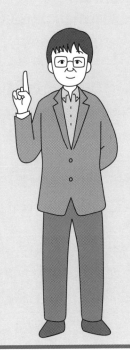

- インターネットの事前調査だけでも、かなりの情報を得ることができます。

- 実習施設で出会う人の名前を早く覚えることは基本です。なじみの人をつくってそこからコミュニケーションを広げていきましょう。

- リハビリテーション室のレイアウトや機器の使い方などを覚えて、率先的に自分でもできる雑用を見つけましょう。ちょっとしたことでも、自信につながります。

- 一人でリラックスできる環境をつくりましょう。

鉄則 1 実習施設のホームページで施設の役割や概要を調べる

- 実習施設のホームページで「理念・方針」「沿革」「施設種類」「診療科目」「地域における役割」などを調べます。これらを知っても、実習をうまく遂行することに直接結びつかないように感じるかもしれません。しかしこれらを知ることで、施設に対する興味が湧く可能性があります。

- 施設種類や病床機能は、その施設設立の根拠法（医療法、介護保険法など）に基づいて分類されます。施設種類は「特定機能病院、総合病院、一般病院、精神科病院、診療所、介護老人保健施設、介護老人福祉施設（特別養護老人ホーム）、訪問看護ステーション」など、病床機能は「高度急性期、急性期、回復期、慢性期」などです。これらの施設種類や病床機能に応じて、PT・OTの役割・業務内容も異なってきます。

- ある病院のホームページには、リハビリテーション部の役割について「入院患者の機能訓練だけでなく、就労支援やデイケア、訪問リハビ

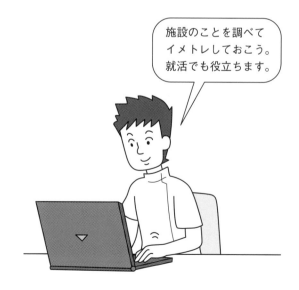

施設のことを調べて
イメトレしておこう。
就活でも役立ちます。

リテーション、装具修理・作成の内容」などが担当PT・OTの氏名とともに紹介されています。それらを確認すると、実習中の自分の動きが少し具体的に想像できるかと思います。

● PT・OTの人数が記載されている場合は確認します。実習中に自分が接するPT・OTの人数を把握することは、実習中の自分の動きを想像する際に役立ちます。

● ホームページには職員採用情報も記載されており、自分の就職活動時の情報の1つになります。

鉄則
2 施設名や実習指導者氏名を「医学中央雑誌」で検索する

● 「施設名」や「実習指導者氏名」をキーワードとして、データベース「医学中央雑誌」で検索し、研究や報告を行っていれば確認します。

● 施設の医師やPT・OTが行っている研究を把握します。その施設が力を入れていたり、得意にしている領域の可能性が高いです。その内容・領域に関連した実習指導を受ける可能性が高くなります。

● 筆者も自分の実習指導を振り返ると、自分の関心の強い領域や、研究している領域に関する指導が多くなっていたように思います。たとえば、病院勤務時では脳卒中の上肢機能予後、訪問リハビリテーション時の工夫などです。

● 実習指導者にとって、自分が最も関心のあること（研究内容や臨床で力を入れていること）について実習生に質問されることはとてもうれしいことです。「喜んでもらおう」という下心で興味もないのに無理やり質問することは感心しませんが、PT・OTの学生が研究報告を読んでもまったく興味が湧かないことは少ないと思います。最初は難しいと感じても、我慢して読んでみると何かしらの興味が湧くものです。その興味が実習指導者と良好なコミュニケーションを取るきっかけになります。

● 「研究なんて自分のような低成績の者には関係のない遠い世界のことだ」と感じている学生も多いかもしれません。しかし、「学生時の学

業成績」と「研究（あるいは臨床や業務管理における工夫）で新しいものを生み出す力」には、強い相関関係はないと思います。そのため、実習中に触れた研究や臨床により思わぬ興味・意欲を引き起こされ、その後のセラピスト人生で研究などを通して社会にとっての新しい価値を生み出すことは、どの学生にも起こり得ることです。

鉄則 3 職員・対象者の名前をできるだけ早く・多く覚える

- 「人の名前を覚えること」は人間関係の基本です。職員・対象者の名前を覚えているかどうかは、実習への意欲や興味・関心をそのまま表します。

- 人は名前を覚えてもらえるとうれしいものです。みなさんも学校の教員に講義の出欠確認時にではなく、廊下などで初めて名前を呼ばれた時はうれしかったのではないでしょうか。

- 自分の直接の実習指導者や対象者・患者さんの名前は、当然のことながらすぐに覚えることでしょう。しかし、その他のPT・OTや患者さんの名前は努力しなければ覚えられないと思います。ただ努力すれば、その分、成果が出ます。

- 実習でかかわる人の名前を覚えることで、実習施設に慣れやすくなります。そのためできれば、他職種の職員（医師、看護師、言語聴覚士、介護福祉士など）の名前も覚えます。

- 個人情報保護の観点からメモに名前を書けません。そこで、名前を絵で覚えることをおすすめします（図3-3-1）。

- 覚えたい名前（名字・苗字）と同じ名字の友人・同級生・知り合いの下の名前を書いておくと、覚えることに役立ちます。あるいは外見や持ち物の特徴などを意識するのもいい方法です。

- ただし名前を覚えること、あるいは名前と顔を一致させることが不得意な人も少なくありませんので、覚えられないからといって不安になる必要はありません。

図3-3-1　名前を絵で覚える例

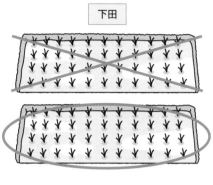

下田

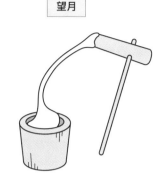

望月

（上の田んぼではなく、下の田んぼ、という意味）

鉄則

4　なじみの対象者さん・患者さんをつくる

- 長年、または多人数の実習生を受け入れている施設は実習生に慣れており、実習生と話すことが好きな患者さんがいたりします。

- そのような方を見つけ、話しかけてみてください。最初はお互いにとまどうかもしれませんが、毎日続けているうちに徐々に慣れてくるものです。

- そのうち、施設にいる他の人とコミュニケーションをとることも容易になっていくと思います。

鉄則

5　リハビリテーション室の配置を覚え、動線を把握する・思い描く

- リハビリテーション室（理学療法室、作業療法室）のベッドや机、いすの配置を覚える必要があります。またベッドと机の距離、いすといすの距離なども確認します。それらはただ、ぼーっと部屋を眺めていても認識できません。

- 理学療法室や作業療法室には、毎日多くの患者さんが来室します。車いすを押してもらいながら来る人、車いすを自走して来る人、杖の人、

歩行器や歩行車を使用している人など様々です。それらの人にとって、移動に必要なスペースは異なります。

● 患者さんの移動に必要なスペースをよく観察し、各患者さんが安全に理学（作業）療法室内を移動できるように手伝ってください。

◉ 毎日観察していると、「どの患者さんがどのベッドに、どの向きで寝る」「どの患者さんがどの机に、どの向きで座る」ということがわかってきます。その意味を考えてみてください。

◉ たとえば、脳卒中左片麻痺患者と右片麻痺患者では、ベッドにつける車いすの向きは逆になります。「どのベッドのどちらから車いすをつけるか、その場合、枕はベッドのどちらに置くか」を麻痺側によって各々考えなければなりません。各ベッドにおいて、左片麻痺患者の場合と右片麻痺患者の場合とで車いすをつける方向を頭に入れておきます。そうしておけば、患者さんの移乗を補助する場合にとまどうことがありません。

● たとえば、左半側空間無視の患者さんが机に向かって座り、机上課題を行う時、右側に注意が向かないよう、右側からの刺激が少ない位置に座ってもらっている可能性があります。そのように、患者さんの障

まくらはどっち？

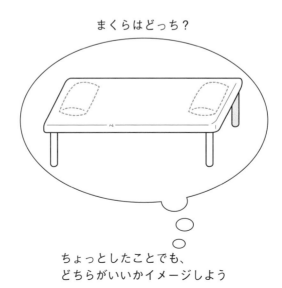

ちょっとしたことでも、
どちらがいいかイメージしよう

49

害特性と理学（作業）療法室の環境を関連づけて考えるようにします。そのような視点が身につくと、理学（作業）療法室という環境への慣れが促されます。

鉄則6　施設全体の部署や部屋、位置関係を覚える

- 大きな病院の場合、その建物の中の部屋の位置や道順を覚えるだけでも大変な場合があります。建物内で迷ってしまい、実習指導者との約束の時間に遅れるようなことが発生します。また患者さんを病室まで送って、リハビリテーション室に帰る時に迷うようなことも起こります。
- 実習中に建物の中で迷うと不安になります。できれば避けたいことです。
- 施設の建物の見取り図がホームページやパンフレット、玄関の壁にあると思います。それを写真に撮り、見ながら覚えます。頻繁に行く部屋・場所まで歩くシミュレーションもしてください。

鉄則7　リハビリテーション室（理学療法室、作業療法室）の物品やその片付け場所・方法を覚える

- 理学療法室・作業療法室にある物品・備品の名前を確認し、何があるかを覚えます。また、それらの片付け場所や片付け方法を覚えます。
- たとえば杖1つとっても、T字杖、多脚杖、松葉杖、ロフストランドクラッチなど様々な種類があります。
- 臨床実習では、実習指導者やその他のPT・OTの臨床活動を手伝いながら臨床技術を学びます。その際、「……持ってきて」「……片付けておいて」などと、物品について頼まれることが頻繁にあります。その際、「……」がどの物品を指すのかわからないと、そして片付け場所がわからないと、頼まれごとが処理できません。そのことで自信がなくなったりもします。

- それを避けるために、物品の名前を覚え、それがどの場所にあるのか、どのように保管されているのか、について意識して覚えてください。そのことは次節で述べる雑用を見つけることにつながります。
- 頼まれごとをうまく処理できると、大した頼まれごとではなくても自信がつきます。

鉄則

8　毎日自分が手伝える雑用を1つ見つける

- 人は、自分が属する集団・場の中ではっきりとした役割があると安心します。しかし、実習開始当初の実習生には自分の役割が明確にならず、「どう振舞ってよいかわからない、どう動いてよいかわからない」状況になります。その状況は大きな不安を呼び起こします。
- そんな時に「雑用を1つ行う」という役割を、明確な自分の役割として得ると、施設でうまく動くきっかけになり、感謝もされます。
- 雑用の例として、スタッフルームの整理整頓、理学療法室・作業療法室の物品・備品整理（特に作業療法室には作業活動に必要な物品がたくさんあります）、本・書類棚の整理、車いすの車輪に空気を入れる、車いすの掃除などが挙げられます。
- 理学療法室・作業療法室の掃除などは、毎日、PT・OTと一緒に実習生も行う施設が多いかと思います。それに1つ、自分で見つけた、考えた雑用を付け加えて行うようにします。自分で考え、自分から動いて雑用を行うことで、主体性・積極性が生まれます。ただ机の前で座り考えていても主体性・積極性は生まれません。体を動かすことが重要です。
- 雑用を行う際には、スタッフの了解を得てください。

鉄則

9　落ち着けるトイレ（個室）を見つける

- 実習中に一人になって落ち着くことができる場所を見つけます。実際には個室トイレしかないかもしれません。

- リハビリテーション室から少し距離のある個室トイレを探してください。大きい施設では、使用する人が少ない穴場のトイレがあったりします。
- 実習中にあまりに頻繁にトイレに行くことはできませんが、上手く時間を見つけて、個室トイレで少しの時間でも休んでください。
- ロッカー室も落ち着く場所になるかもしれません。

鉄則

10 昼休みに散歩できる場所・コースを見つける

- 前述した通り、たとえ少し歩く程度でも、運動することで気分転換になります。10分弱でいいので、昼休みに建物の屋外（敷地内）を毎日歩くことをおすすめします。
- 実習中の昼休みは時間が気になると思いますので、コースを決めておくといいです。そのコースはできれば人目が少ないコースがおすすめです。
- 空を見上げながら、歩いてください。気分転換になります。
- 実習着を着たまま建物の屋外に出ることを禁止している施設も多いので、実習指導者の許可をとってください。

第4章
コミュニケーションで役立つ
「常識」と「会話術」

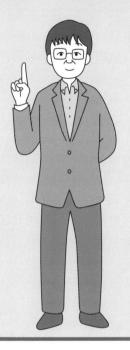

- コミュニケーションをとることはむずかしいことです。できなくて当たり前なので、より丁寧で具体的な言語コミュニケーションを意識するしかありません。
- 挨拶や敬語ができることは常識として求められます。具体的な会話以前に重要なことです。
- その上で、円滑なコミュニケーション術を身に付けましょう。
- 失礼な態度をあらかじめ知っておき、うっかりしてしまわないように注意しましょう。

鉄則 1 他人との言語的コミュニケーションほど 人を緊張させ、難しいことはない

- 日常の中で行われる活動の中で最も難しい活動の1つは、他人との言語的コミュニケーションです。

- ほとんどの人は他人との言語的コミュニケーションを日々大量にとっているので、不得意とは思っていても、そもそも「誰にとっても言語的コミュニケーションは難しい」とは考えてこなかったかもしれません。しかし、難しいことなのです。

- そのため、「私はどうしてうまく人と話せないのだろう」「どうして質問にうまく答えられないのだろう」「どうして人と話す時に緊張してしまうのだろう」などと考える必要はありません。そもそも難しいことをしているのだから仕方がありません。気楽に考えてください。

- 他人との言語的コミュニケーションが難しい理由は「他人は自分ではないから」「他人の脳は自分の脳ではないから」「自分の脳が発した言葉を理解するのは自分の脳ではなく、他人の脳だから」です。少し抽象的過ぎるでしょうか。

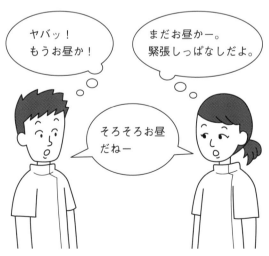

同じ言葉でも、人によってとらえ方はさまざま

- 自分の発した言葉の意味は自分（あるいは自分の脳）が決めている、と考えて、人は言葉を発します。この文章もそうです。しかし言葉の意味は受け手側（受け手側の脳）が決めるのです。つまり、言葉を発した側ではなく、受け取った側が決めるのです。

- そのため、言葉を発した側と受け取った側で齟齬が生じてしまうのです。自分の発した言葉が思わぬ受け取られ方をして、「そういう意味で言ったわけではない。誤解だ」と思ったことがあるのではないでしょうか。でもそれは、ある程度仕方のないことなのです。自分の発した言葉の意味は、受け取った側が決めるのですから。自分の脳と他人の脳は別物なのです。

- そのため、他人との言語的コミュニケーションがうまくいかなくても、過剰に考え込んで悩む必要はありません。

- 「難しいことをしている」と頭の片隅に置いて、他人に自分の考えを伝えるために、より丁寧で具体的な言語コミュニケーションを意識するしかないと思います。

鉄則 2 挨拶の常識

- 実習開始当初、実習指導者にとって実習生の挨拶（あいさつ）ほど気になるものはないと思います。

- 実習開始当初に「挨拶ができない学生」という悪い印象を持たれてしまうと、その後の関係構築に大きなマイナスの影響を及ぼすと思います。

- 普段の学校生活で、学校の廊下や食堂などで教員とすれ違った場合、少し会釈（えしゃく）をする程度でもかまわないのですが、挨拶をしているでしょうか。もし挨拶をしていないのであれば、挨拶をする習慣を意識的につけてください。実習だけではなく、就職後にも役立つはずです。

- 実習施設では、朝の「おはようございます」、昼間の「こんにちは」、帰る時の「お先に失礼します」を基本として、少し過剰なくらいに挨拶をしてください。ただし、声を張り上げる必要はありません。自然

なトーンを意識してください。

- 意外と重要なのは、言葉を発しない時の会釈です。たとえば、実習施設の廊下で15mほど先にいる実習指導者に気付いた時、あるいは目が合った時には会釈をしてください。気付いているのに気付かないふりをする、あるいは合った目を反射的にそらしてしまうのは、かなり失礼な行為です。気を付けてください。

- 対象者さんに挨拶する時は、名字を呼んでから挨拶することをおすすめします。名前を呼ぶことは「あなたの事をきちんと認識していますよ」というメッセージになります。名前を呼ぶことは、その人のことを理解しようとする第一歩です。

鉄則 3 敬語の常識

- 敬語には尊敬語、丁寧語、謙譲語の３種類があります。

- 尊敬語は目上、年上の人を敬う表現です。相手の行為に対して使用します。丁寧語は「です」「ます」を付ける丁寧な表現です。誰の行為に対しても使用できます。謙譲語は相手に比べて自分をへりくだらせる表現です。自分の行為に使用します。

- 「です」「ます」を付ける丁寧語で話すことが基本です。いわゆるタメ口は厳禁です。その上で、頻繁に用いる言葉は尊敬語も使用できることが望ましいです。

- いくつかの頻繁に用いる言葉については、謙譲語も使用できることが望ましいです。

- テレビを観ていると、若手タレントなどが「○○させていただく（謙譲語）」という表現を使用し過ぎている印象があります。あまりにこの表現が多いと、違和感がありますので、気を付けください。

- 以下によく使用する敬語の例を記載します。まずはこれらだけでも使用できるようにしてください。

  言う：（実習指導者）「○○先生は何時って言ってた？」
  （学生）「午後２時とおっしゃっていました（尊敬語）」

行く：（実習指導者）「映画館へはよく行くの？」

（学生）「はい、よく行きます（丁寧語）」

※「はい、よく行かせていただきます（謙譲語）」は違和感あり

来る：（実習指導者）「3時にPT室に来てください」

（学生）「はい、うかがいます（謙譲語）」

（学生が実習指導者へ）「（患者さんの）○○さんがいらっしゃいました（尊敬語）」

● 敬語ではありませんが、対象者・患者への呼びかけも重要です。「おじいちゃん」「おばあちゃん」という呼びかけは失礼です。名字で呼びかけてください。また職員が名字ではなく、下の名前で呼んでいてもマネしないでください。下の名前で呼ぶためにはそれなりの関係構築が必要です。

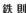

鉄則4　返事の常識

● 何か話かけられた時は必ず返事をしてください。

● 最近、コンビニの若い店員さんで、返事をしない方が結構いるように感じます。たとえば「支払いはSuicaで」と言っても、何も返事をせずにレジに目を向けたままの方がいます。返事がないと、こちらが言ったことが伝わったか疑問に思いますし、不快でもあります。中高年以上の店員の方は、レジ操作が不得意で時間がかかる場合もありますが、返事のない方は少ない印象です。その場合、不快さは感じません。

● 返事は「はい」が基本です。挨拶と同様に高過ぎるトーンにしないでください。トーンが高過ぎると、こちらの言ったことが理解できたか、疑問を感じさせられます。

●「はい」の後に「わかりました」などを付けて、受け取った言葉の意味を理解したことを伝えてください。

鉄則 5 言い訳の常識

- 言っている本人は状況を説明しているつもりでも、聞いているほうからすると「言い訳」にしか聞こえない発言があります。

- たとえば、「道が混んでいてバスが遅れたため、遅刻しました」「プリンターのインクがなくなったので、報告書を持ってくることができませんでした」「他の患者さんと話していたので、作業療法面接の時間に間に合いませんでした」「他のPTの先生から指導を受けていたので、患者さんとの約束の時間に間に合いませんでした」などが挙げられます。これらはすべて、言い訳にしか聞こえません。自分の対処方法が悪かったのに、そのことに触れないで状況を説明しても、それは言い訳になります。

- 自分の状況説明が言い訳になっていないかを常に省（かえり）みてください。

鉄則 6 人は話していると気分がよくなる ——話すよりも「聞く」

- 人は話していると、気分がよくなるようにできています。自分の話をしていると止まらなくなる人や、講義中に気持ちが高揚（こうよう）してくるのがわかる教員が身近にいるのではないでしょうか。政治家の演説などを見ていても、時折そのような人がいます。みな気分がよくなっていると思います。

- また、「人に話を聞いてもらうと心理的にすっきりする」というのは半ば常識になっていると思います。

- そのため、自分が話すよりも、「聞くこと」——相手に話してもらうことが大事です。

- しかし、他人の話を聞くことは結構大変です。大変なので、すぐに結論を求めたり、話の腰を折ったり、うわの空になったりします。

- 相手の人に気分のよさを持続してもらい、その人の気持ちや考えを知

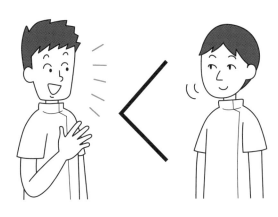

話すよりも聞くことが大切！

るためには、自分が話すのではなく、「話を聞くこと」をコミュニケーションの中心にしましょう。

鉄則 7 人は自分が好きなことを話したがる ——好きはきっかけになる

- 人は自分が好きなことを話すのが好きです。みなさんもそうではないでしょうか。たとえば食べ物、旅行、車、芸能人やアイドル、テレビドラマ、お笑い番組、スポーツ・スポーツ選手、映画、音楽、マンガ、ゲーム、ファッション、本など何でもいいのですが、好きなことを話すことは楽しいのではないでしょうか。
- 対象者さんや実習指導者の好きなことを見つけ、話題にしてみてください。きっと円滑なコミュニケーションにつながると思います。
- 相手に好きなことを話してもらうためには、自分自身が好きなことをいくつか（いくつも）持っていること、好きではないことでも興味・関心を持ってみることが大事です。

鉄則 8 人は自慢話をしたがる ──それで元気になればいい

- 「自慢話」は、あまりいい印象を持たれない言葉です。自慢話ばかりする人は困った人かもしれません。しかし人は、多かれ少なかれ、自慢話をすることが好きなのです。

- 筆者の臨床経験では、「自慢話をしてもらうのも悪くはない」と思うことが多々ありました。それによって、話す人に少し元気が出たりするからです。

- たとえば、昭和一桁生まれ（昭和9年生まれの場合、令和2年では86歳）の方の大卒率は数％です。また、大学進学している方の家は裕福だったはずです。それに該当する方は、やはり大学時代の話をするのが好きな傾向にあります。その場合、ゆっくりと大学時代の話をしていただくといいと思います。

- 家柄自慢、子ども自慢、孫自慢、お金自慢、会社自慢、職業自慢、スポーツ歴自慢、異性との付き合い自慢など多々ありますが、それを話して元気が出るのであれば、いいのではないかと思うのですが、いかがでしょうか。

- また自慢話ではないのですが、人は自分が最も輝き、充実していたころのことを話したいものです。学生時代のこと、仕事や子育てのことなど、人生で最も充実していた時のことを話してもらってください。

鉄則 9 人は自分の名前や出身地について話したがる ──自分のルーツを話したい

- 名字（苗字：上の名前）と名前（下の名前）は、話題にしやすいテーマの1つです。

- 日本は世界中でも名字の多い国の1つです。また、佐藤や鈴木など多くの人が持つ名字もあれば、まれにしか聞かない珍しい名字も多くみられます。

- 音が同じでも漢字が異なることも多いです。

  例：下田と霜田、斎藤と斉藤と才藤。

- 漢字が同じで音が異なることも多いです。

  例：河野（「こうの」と「かわの」）、吉川（「よしかわ」と「きっかわ」）。

- 歴史を感じさせる名字も多数あります。

  例：藤原、西園寺。

- 市町村名と同じ名字も多数あります。

  例：立川、神田。

- 名前には、親の願いが込められています。

- また時代によって流行があります。たとえば、女性の名前に「子」が付くのが一般的な時代もありましたが、今は少数派です。

- 子どものころ、書くのが大変であったであろう難しい漢字の名前もあれば、ひらがなの名前もあります。

- 幼稚園からずっと、出席番号が1番だったであろう名字もあります。

  例：相川、愛川（あいかわ）。

- 人は生まれた土地、育った土地、青春を過ごした土地などに思い入れがある場合が多いので、それらの土地に関する話題も好まれることが多いです。

- 日本の高校野球全国大会が盛り上がるのは、都道府県別の勝負になっていることが大きな一因と思います。観客は思い入れのある県を応援するからです。

- 各都道府県の方言、名産、食べ物、観光地などを知っておくと、対象者さんなどとのコミュニケーションに役立ちます。

鉄則 10 人は自分が生きてきた時代のことを話したがる ——相手の軌跡を知る

- 人は自分が生きてきた時代に起こった社会的な出来事について話すことも好きです。

- そのため、ここ100年くらいの間に日本で起こった社会的出来事に

ついてある程度知っておくといいと思います。

- また対象者さんの人生歴を知り、理解するためには、対象者さんと同時代の平均的な人生歴を思い浮かべることができるといいと思います。
- 参考例を記載します。

西暦	和暦	社会的出来事	対象者：85歳	対象者の息子：55歳	対象者の孫：25歳	対象者のひ孫：0歳
1934年	昭和9年		0歳			
1945年	昭和20年	太平洋戦争終戦	11歳			
1950年代中盤～1973年		高度経済成長				
1960年	昭和35年	60年安保闘争（東大生死亡）	26歳			
1964年	昭和39年	東京オリンピック	30歳	0歳		
1960年代		四大公害病（水俣病，新潟水俣病，四日市ぜんそく，イタイイタイ病）				
1972年	昭和47年	連合赤軍事件	38歳	8歳		
1973年	昭和48年	第1次オイルショック	39歳	9歳		
1976年	昭和51年	ロッキード事件	42歳	12歳		
1989年	昭和64年・平成元年	昭和天皇崩御	55歳	25歳		
1980年代末～1990年代初頭		バブル経済				
1990年代半ば以降		バブル経済崩壊・平成大不況				
1994年	平成6年		60歳	30歳	0歳	
1995年	平成7年	阪神・淡路大震災	61歳	31歳	1歳	
2001年	平成13年	米国同時多発テロ	67歳	37歳	7歳	
2003年	平成15年	イラク戦争	69歳	39歳	9歳	
2011年	平成23年	東日本大震災・福島第一原子力発電所事故	77歳	47歳	17歳	
2019年	平成31年・令和元年	明仁上皇生前退位	85歳	55歳	25歳	0歳
2020年	令和2年	新型コロナ禍	86歳	56歳	26歳	1歳

表1　社会的出来事と対象者の年齢の例

鉄則 11 人は自分の疾患とともに、病いを話したがる ——大事なのは病いを聞くこと

- 精神科医クラインマンの著書『病いの語り』[1] において使用されている「病い（illness）」という用語は、「疾患（disease）」とは根本的に異なったものを意味しているとのことです。

- 疾患（disease）は治療者の視点から見た問題であり、生物学的な構造や機能における1つの変化としてのみ再構成される[1] とのことです。

- それに対し、病い（illness）の問題とは、症状や能力低下が生活の中に作り出す根本的な困難のことであり、階段を上がって寝室に歩いていくことができない、仕事中注意散漫になる、イライラ、離婚、怒りの感情、死や寝たきりへの恐怖による抑うつ、自尊心低下、嘆きと悲しみ、外観が損なわれたという理由による恥ずかしい気持ちなどであり、病い（illness）の意味は多義的である[1] とのことです。

- 人は病気や障害を持った時、その疾患（disease）についての話（例：病気や障害の予後、生命予後、医学的原因、治療内容、治療の副作用、今後の予防策）を聞いてほしい、尋ねたいと思うと同時に、疾患（disease）についての話以上に、病い（illness）について聞いてほしいと思うものです。

  疾患（disease）の例：病気や障害の予後、生命予後、医学的原因、治療内容、治療の副作用、今後の予防策

  病い（illness）の例：生活上の困りごと、経済的不安、身体的・心理的痛み、後悔、家族関係の困りごと、今後の希望

- 学生は実習課題をこなすために、疾患（disease）についてのみ関心を持ってしまう可能性があります。たとえば関節可動域、筋力、認知機能などの検査・測定結果ばかりを気にしてしまうことが挙げられます。

- しかし本当に大事なことは、対象者さんの病い（illness）について知ることかもしれません。実習を通して考えてみてください。

- また、予後の厳しい疾患（がんや難病など）の患者さんの場合、相手から話すことを待つ、もしくは「今、困っていることはありますか」というように会話を切り出していく必要があると思います。

鉄則 12 人は質問されるとうれしくなる ——臆することなく質問を

- 人は自分のことや自分の話した内容について質問されるとうれしく感じるものです。
- 学生は「こんなことを聞いたら何も知らない学生と思われてしまうのではないか」などと考え、実習指導者になかなか質問できないようです。しかし、聞かれた側は聞かれたこと自体にうれしさを感じる可能性が高いと思います。臆することなく、いろいろ聞いてみてください。

鉄則 13 道聞かれ顔でいる

- 道聞かれ顔[2]とは、道に迷っている時に、つい頼りにして道を聞きたくなる顔のことだそうです。
- イタリアの街にはそんな道聞かれ顔があふれていて、道に迷って立ちどまっていると、「教えてあげよう」という顔がいくつもほほえんでいたりするそうです[2]。
- 実習中は、そんな道聞かれ顔でいたいものです。難しいことではあると思いますが。道聞かれ顔でいるとコミュニケーションがスムーズになります。

鉄則 14 人には触れてほしくない話題がある ——相手の反応をみる

- 人には触れてほしくない話題があります。みなさんにもあるのではないでしょうか。

- たとえば、「家族」が挙げられます。家族は一般的に考えられているほどきれいなものではありません。たとえば、殺人事件（未遂を含む）の過半数は親族間で起きています。どの家にも家族関係の問題はあるものです。親と20年会っていない、息子と縁を切った、障害を持ったがゆえに離婚した、子どもに障害があることがわかって夫婦関係が壊れた、兄弟・姉妹の不仲などは、頻繁に聞くことです。
- 高齢の対象者には、子どもが先に亡くなった経験をしている方が結構います。80歳の方が30歳の時に子どもを授かっていれば、子どもは50歳になるのですから当然起こり得ることです。
- 結婚をしたかったのにできなかった、子どもが欲しかったのにできなかったという話も頻繁に聞きます。
- このような場合、「家族の話題には触れてほしくない」と考える方がいても当然と思います。
- 仕事や職業の話題などについても同様です。
- 戦争（太平洋戦争）体験や広島・長崎の原爆体験については、筆者の経験では、話したい人と話したくない人の両方がいました。
- そのため、人には触れてほしくない話題があるということを頭に入れ、相手の反応を敏感に感じとって対応してください。

鉄則 15 対象者や実習指導者と一緒に作業や運動をする ——自然に楽しく

- 他人との言葉だけのコミュニケーションはそもそも難しいことです。一方、一緒に作業・活動・運動をすると、自然なコミュニケーションをとることができます。
- ほとんど知らない人ではあるが、嫌われてはいけない人と喫茶店で真向かいに座り、何か話さなければならないとしたら、大変と感じることでしょう。しかし、そのような人とでも一緒にテレビゲームをする、トランプをする、一緒にカレーを作る、バドミントンをするといったことであれば、自然な会話ができるのではないでしょうか。筆者は対

象者さんを含めた数名で、よくトランプのババ抜きをしました。ババ
抜きでは、使用するトランプの枚数を増減することで、かかる時間を
適切な時間に設定できます。また認知機能や意欲をみることもできま
す。そして何よりも、やりとりの中で、自然で楽しいコミュニケーシ
ョンをとることができます。

- 実習指導者も含めたPT・OTが実習生と昼休みに軽い運動をしてく
れる実習施設もあります。
- 作業・活動や運動を通したコミュニケーションは、自然であり楽しい
ものになる可能性が高いことを覚えておいてください。

鉄則 16　対象者への失礼な態度の実例

- 最後に、今まで見聞きした対象者への失礼な態度の実例を記載します。
うっかり、してしまわないように気を付けてください。
- マットで寝ている患者さんの顔をまたぐ。
- 患者さんの枕元（ベッドの）に立ったまま話す。
- 機械が上手く動かず、患者さんの前で舌打ちをする。
- 検査・測定ばかりに気をとられてしまい、対象者さんの話を聞かない。
- 「あ～、いらいらする」と対象者さんの前で言ってしまう。
- 「おばあちゃん」などと対象者さんに話しかける。
- 対象者さんの居室に入る時に「失礼します」と言わない。

参考文献

1) アーサー・クラインマン著，江口重幸，ほか訳：病いの語り．誠信書房，1996.
2) 野村雅一：しぐさの人間学．河出書房新社，2004.

第5章
脳卒中初期評価の実際

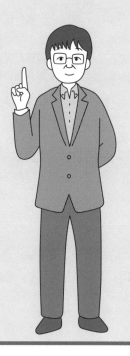

- 評価学の教科書には、各々の検査・測定方法は記載されています。しかし「臨床において、どのような順番で、どのような検査・測定を行っているのか」や「観察の視点」を詳細に説明されていません。

- 評価の過程には、ボトムアップ過程とトップダウン過程があります。ボトムアップ過程では、疾患特有の検査・測定を一通り網羅的に実施します。トップダウン過程では、対象者の動作・活動状況をまず把握し、その状況に応じた検査・測定を実施します。どちらの過程にも利点と欠点があります。

- 評価と治療・練習は並行して進められています。

　本章では、脳卒中初期評価の実際について、写真を示しながら解説します。評価学の教科書には、各々の検査・測定方法は記載されています。しかし「臨床において、どのような順番で、どのような検査・測定を行っているのか」についてはあまり記載されていません。また、観察の視点も詳細に説明されていません。本章の目的はそれらの欠点を補うことです。

　評価の過程には、ボトムアップ過程とトップダウン過程があります。ボトムアップ過程では、疾患特有の検査・測定を一通り網羅的に実施します。トップダウン過程では、対象者の動作・活動状況をまず把握し、その状況に応じた検査・測定を実施します。どちらの過程にも利点と欠点があります。本章に記載されている理学療法・作業療法評価の具体例を学びながら、その具体例がどちらの過程に近い方法をとっているか、およびその各々の過程の利点と欠点を考えてみてください。

　本章に記載されている評価（検査・測定）内容・手順はあくまでも一例であることに留意してください。実際の臨床では、個々のPT・OTが各々工夫しながら評価を遂行しています。また、評価と治療・練習は並行して進められています。

 ## 事例

　60歳代後半、女性。息子夫婦、孫との4人暮らし。脳梗塞（右中大脳領域）。左片麻痺、左半側空間無視。2カ月前に発症し、他院加療を経て、本院回復期リハビリテーション病棟に転院。

 ## 理学療法

- 回復期リハビリテーション病棟に転院する時期は、発症から1カ月程度経過しており、一般的に全身状態は安定していることが多い。しかし治療がスムーズに進まない段階で転院となることもあるため、理学療法を開始するにあたっては、まず前院での治療経過を確認することが重要である。

- 最近では転院の際に、リハビリテーション専門職から経過報告書が送られてくる場合が多く、この情報は初回介入時のコミュニケーションのとり方や評価内容を考慮する上で有用である。ここでは全身状態が安定し、日中は車椅子に座って過ごすことができる例に対する評価の進め方を紹介する。

1) 評価内容

a) 事前情報：カルテや前院の経過報告書より、現病歴、既往歴、前院での治療経過、現在の安静度、禁忌事項、当日のバイタルサイン（血圧、脈拍、

体温など）、難聴や視力低下の有無などを確認する。また発症前のADL状況や家族構成、家屋状況などを大まかに把握する。

b) 評価の内容・流れ

■ **1日目**：病棟へ訪室→挨拶・自己紹介→関節可動域→非麻痺側筋力→麻痺側運動機能→基本動作を検査する。

■ **2日目**：脳卒中患者に生じやすい身体機能の特徴を把握するための検査を中心に実施する。

2) 評価の実際

a) 1日目

■ 車椅子座位姿勢の確認

座位姿勢を不安定にする要因の有無を予測するため、以下の点をチェックする。

- 背もたれに強く寄りかかっていないか
- 体幹が側方に傾いていないか
- 視線が一方を向いたままになっていないか
- 左（麻痺側）上下肢が不適切な状態（車椅子の外に垂れ下がったり、身体やテーブルなどで挟まっているなど）になっていないか

■ 挨拶・自己紹介

① 「○○さん、こんにちは」と通常の声の大きさで話し、反応を確認する。聞こえづらいようであれば、声を大きくしたり、左右の耳での聞こえかたの違いを確認する。この結果を踏まえ、どちら側から話したほうがよいか、どのくらいの音量で話せばよいかなど、会話時に必要な基本的な配慮を把握しておく。

② 自己紹介や本日行うことの説明（例：私は○○と言います。これから一緒に手足の運動をしたいと思いますが、よろしいでしょうか？）を通して、表情の特徴、社交性、簡単な会話への応答、理解力などを確認する。

> ⚠ **注意点**
> ▶ 視線の高さを対象者と同じにする。
> ▶ 少し離れた位置から患者の視野内に入り、話し始める前に患者がセラピストを認識できるようにする。近づいたら目線の高さを患者に合わせて話す。
> ▶ 質問に答えられない場合、聞こえていないのか、質問を理解できないのかにより対応を変える必要があるため、①を確認したうえで、どのような配慮が必要かを把握しておくことが大切である。

■ 病態・身体の認識、見当識の確認

① 「体の中でどこか動かしづらい部分はありますか」「痛い部分はありますか」などの質問から、病態や身体の認識能力を確認する。

② 「いつ頃入院されたのですか」「ご自宅はこの近くですか」などの質問から、最近の見当識を確認する。

 注意点 ▶ 返答しづらいような反応を示す場合には、質問内容を変更または中止する。ここでは返答の正否にはあまりこだわらずに強い訂正は避け、良好なコミュニケーションの構築を重視する。

■ 身体機能の評価

● 関節可動域（Range of motion：ROM）

① 「今から私が右手を動かしますので、痛かったらおっしゃってください」と伝え、右（非麻痺側）上肢を他動的に動かす。ここでは後述する基本動作に必要な可動域が保たれているかを確認することが目的であるため、角度計を使用して最終可動域を測定する必要はない。

② 「次に反対の手を動かしますので、痛かったらおっしゃってください」と伝え、同じように行う。

③ 下肢も同様に行う。

＊他動運動の関節可動域の目安は、肩関節屈曲・外転120°、肘関節屈曲120°・伸展−20°、手指は明らかな伸展制限の有無、下肢は股関節屈曲100°、膝関節屈曲110°、伸展−20°、足関節背屈10°とする。

注意点 ▶ 反動をつけずにゆっくり動かす。

● 右下肢（非麻痺側）筋力

① 車椅子座位にて、「このように右足を高く持ち上げてください」と伝え、股関節屈曲を模倣してもらう。「次に右足をまっすぐ前に伸ばしてください」と伝え、膝関節伸展を模倣してもらう。

② 十分に随意運動可能な場合には徒手筋力検査（Manual muscle testing：MMT）のグレード3以上の筋力を有していると予想し、「今度は私が邪魔をしますので、力比べをしてみましょう」と伝え、徒手抵抗を加えてMMTのグレード4以上の筋力を有しているかを検査する。

● 左下肢（麻痺側）運動機能（Brunnstrom recovery stage：Br-stage）

① 上述した右下肢筋力検査の後に「それでは左足も同じようにやってみましょ

う」と伝え、運動の可否を確認する。

②股関節の外転・外旋を伴わない屈曲、膝関節伸展の随意運動がいずれも可能な場合は、「膝を曲げたまま、つま先を持ち上げてください」と伝え、足関節背屈の可否を確認する。この検査で背屈5°以上の運動が可能な場合には、下肢の運動機能はBr-stage Ⅳは保たれていると考える。

③Br-stage Ⅳ以上あれば、股関節屈筋や膝関節伸展筋に対するMMTは実施可能であるため、徒手抵抗を加えてMMTのグレード4以上の検査を行う。

> ⚠ **注意点** ▶ ここでの下肢筋力の確認は、MMTのグレード4/5よりも3/4を見極めることが重要であるため、3レベルなのか、4以上あるのかという視点で検査する。

■ 基本動作

● **立ち上がり動作**：身体機能や事前情報を踏まえ、立ち上がり時の介助方法および装具の使用を検討する。麻痺側下肢がBr-stage Ⅲ以下の場合には、転倒の危険性を少なくするため、まずは短下肢装具を使用する。非麻痺側膝伸展筋力がMMTのグレード3以上の場合には、車椅子から自力で立ち上がることができる場合が多いため、自力での立ち上がりの可否から評価を始める。動作能力は、自立・見守り（声かけを含む）・軽介助・中等度介助・ほぼ全介助で評価する。

【自力での立ち上がりを評価する場合】

①～②が自力で可能か否かを確認する。

①右手で平行棒を把持し、膝屈曲100～110°くらいになるように両足を手前に引いてもらう。

②「お辞儀をしながらお尻を浮かせるようにして立ってみてください」と伝え、離殿後に「顔を上げて前を向きましょう」と伝え、直立位を促す。

＊セラピストは患者の麻痺側に位置し、左下肢の膝折

図5-2-1 自力での立ち上がりを評価する場合

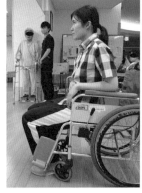 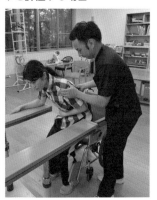

① 膝屈曲となるように両足を手前に引いてもらう

② セラピストの位置と支え方

れと左前側方への崩れに対応できるように、左肩を前方から包み込むように
軽く支え、他方は介助ベルトをつかんでおく。

> ⚠注意点
> ▶ 自力での立ち上がりの可否だけでなく、右上肢への依存性や左
> 　下肢の支持性にも着目する。
> ▶ 立ち上がり動作は呼吸・循環器系にも負荷のかかりやすい運動
> 　である。運動前後の血圧、脈拍数、呼吸数などバイタルサイン
> 　に留意する。また、連続実施回数による心血管反応の違いを比
> 　較することも持久力の評価として重要である。

【部分介助での立ち上がりを評価する場合】

①セラピストは患者の正面に位置して介助ベルトをつかみ、「右足に体重をか
　けてお辞儀をしましょう」と伝え、前方に重心を移動する。

②「おしりを浮かせて立ちましょう」と伝え、前上方に引き上げるように介助
　しながら立ち上がりを促す。

＊介助ベルトを準備できない場合には、両腋窩から手を入れて体幹を支える。

＊最初は右下肢の膝折れに対処できるように、セラピストの膝を右下肢に近づ
　けて行う。

＊右下肢の支持性が良好な場合は、左下肢の膝折れを防ぎながら荷重を促し、
　左下肢の支持性を評価する。

図5-2-2　部分介助での立ち上がりを評価する場合

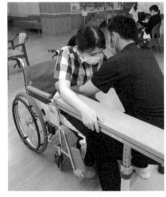 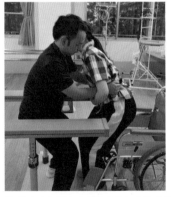

① 介助ベルトをつかみ前方に重心　② 前上方に引き上げるように介助する
を移動する

>
> ▶ 殿部を浮かせる際にズボンを持って引き上げると、足底へ荷重
> 　しづらくなるだけでなく、圧迫や下着の擦れにより皮膚を損傷
> 　する恐れがあるためズボンを持つことは避ける。

> ▶離殿時の介助量が多い場合には、車椅子にクッションやタオルを敷き、座面を高くした位置で行ってみる。

■ 立位保持

- 保持能力：自立・見守り（声かけを含む）・軽介助・中等度介助・ほぼ全介助で評価する。
- 保持時間（最大1分）、手支持の有無（両手・片手・支持なし）の違いを確認する。
- 姿勢観察：身体中心を通る鉛直線をイメージし、前額面と矢状面からチェックする。

①前額面

- 肩、骨盤の高さに左右差はないか
- 身体中心から床面へ下した鉛直線は両足の中央にあるか
- 左右の足趾はどこを向いているか（足の開き方に左右差はないか）

②矢状面

- 身体中心を通る鉛直線上にランドマーク（耳垂、肩峰、大転子、膝蓋骨裏側、外果前方5cm）が位置しているかを確認し、頭頸部、体幹、股関節、膝関節、足関節の角度で表現する（例：耳垂が前方に偏移していれば、頭頸部は前屈位となっている場合が多い）。

図5-2-3　姿勢の観察

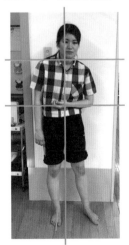

① 前額面

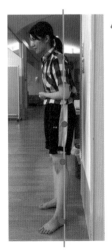

② 矢状面

> ⚠️**注意点**
>
> ▶左右、前後への偏移状態を参考に、どちらにバランスを崩しやすいかを考え、転倒を防ぐことができるように位置する。

■ 歩行

【動作能力】

自立・見守り（声かけを含む）・軽介助・中等
度介助・ほぼ全介助で評価する。

① 平行棒内歩行が可能な場合

● 上肢支持が必要か（両手、片手、必要なし）。

● 歩行補助具は必要か（平行棒、4点杖、T字杖、
必要なし）。

② 平行棒内歩行が困難な場合

● 歩行器を高く設定し、前腕支持で歩行する。
良好な場合には、歩行器の高さを下げ、手掌
支持で行ってみる。

図5-2-4　歩行器歩行

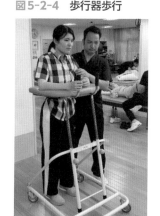

【動作観察】

● 麻痺側下肢単独の立脚期、非麻痺下肢側単独の立脚期、両側下肢での立脚期
に分け、頭頚部、四肢、体幹、骨盤などの特徴的な動作を記載する。

● 立脚期は初期接地期、荷重応答期、立脚中期、立脚終期に分けるのが一般的
である。

● 一側下肢単独の立脚期では、立脚下肢だけでなく、遊脚期である反対側下肢
の状態にも着目する。

● 介助が必要な場合には、どの時期にどのような介助が必要なのかを記載する。

⚠ **注意点**
  ▶ 立脚初期に足底全接地となる（初期接地期と荷重応答期が同
  時）など、立脚期が4期に分けられないことも多く、そのよう
  な状態であることも特徴として記載する。
  ▶ 複数の歩行周期を観察し、再現性のある動作の特徴を記載する。

■ 移乗動作

● 立ち上がりや立位保持の評価において、歩行が困難と予想された場合には治
療ベッドへの移乗動作を確認する。なお、ここではブレーキや車椅子の位置
など、状況判断能力ではなく動作能力を主に評価するため、必要な環境調整
はセラピストが行う。

① 右側（非麻痺側）がベッドに近くなるように車椅子を近づけ、ベッドとの角
度は15°くらいに設置する。枕はベッド上端坐位をとった際の右側に置く。

② 「足を床に下ろしてください」と伝え、フットレストから足を下ろしてもら
う。困難な場合には介助する。

③ 「このベッドに移ってください」と指示し、動作能力と動作手順を確認する。

【動作能力】

自立・見守り（声かけを含む）・軽介助・中等度介助・ほぼ全介助で評価する。

【動作手順】

①～③の動作を自身で安全に行えているか評価する。介助が必要な場合には、どの時期にどのような介助が必要なのかを記載する。

①膝屈曲100～110°くらいになるように両足を手前に引き、足底が床にしっかりとつくように浅く腰かける。

②右手をベッドにつき、手のひらと右足の裏に力を入れてお辞儀をしながら殿部を浮かせる。

③屈曲30°くらいまで右膝を伸展し、体幹前屈のままで右下肢を軸にして反時計回りに回旋し、ベッドにゆっくり腰かける。

図5-2-5　移乗動作手順

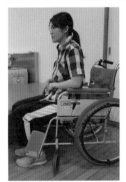
① 浅く腰かける

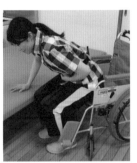
② 殿部を浮かせる

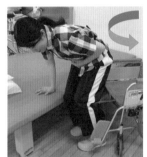
③-1 反時計回りに回旋

b）2日目

■ オリエンテーションとバイタルサインの確認

● 挨拶と本日実施する内容を簡単に伝え、血圧、脈拍を測定し、併せて自覚症状や表情を確認する。

■ ベッド上での起居動作

● 端坐位～背臥位へ

①車椅子からベッドに移乗して端坐位となり、自力保持が可能な場合には、「手をおなかの前で組んで座ってみてください（最大1分間）」と伝え、手支持なしでの坐位保持能力を確認する。

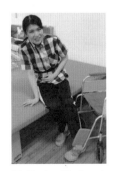
③-2 ベッドにゆっくり腰かける

②「靴を脱いでこちらのベッドに上向きに寝てください」と伝え、動作能力と

動作手順を評価する。靴を脱ぐことが困難な場合には介助する。

【動作能力】

自立・見守り（声かけを含む）・軽介助・中等度介助・ほぼ全介助で評価する。

【動作手順】

①～③の動作を自身で安全に行えているか評価する。介助が必要な場合には、どの時期にどのような介助が必要なのかを記載する。

図 5-2-6　ベッド上での起居動作手順

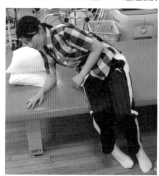 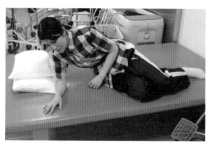

① 右手掌をベッドにつき前腕支持　② 両足をベッドの上に乗せて側臥位となる
となる

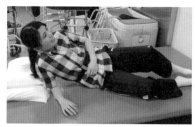 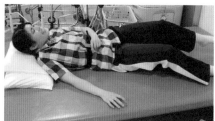

③-1 右上下肢でベッドを押しながら　③-2 背臥位となる

■ 背臥位から端坐位へ

● 「ベッドから起きて腰かけてください」と伝え、動作能力と動作手順を評価する。

【動作能力】

自立・見守り（声かけを含む）・軽介助・中等度介助・ほぼ全介助で評価する。

【動作手順】

①〜③の動作を自身で安全に行えているか評価する。介助が必要な場合には、どの時期にどのような介助が必要なのかを記載する。

図5-2-7　背臥位から端坐位への動作手順

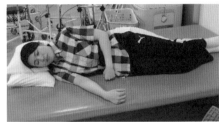

① 背臥位から右方向への側臥位となる

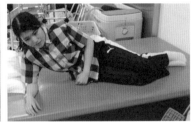

② 状態を起こして前腕支持となる

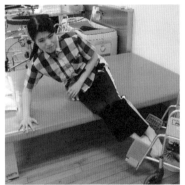

③-1 両足をベッドから降ろすと同時に肘をベッドから離して手掌支持となり

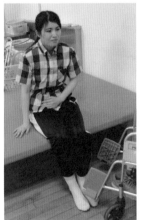

③-2 姿勢を整える

- 「背臥位から端坐位へ」については、ベッド上で行う諸検査が終了した後に評価する。

■ 身体機能の評価

● ベッド上背臥位にて、上肢ROM→筋緊張→深部腱反射→下肢ROM→筋緊張→深部腱反射→上下肢感覚検査→上下肢運動機能検査の順に行う。

● ROM

・角度計を使用して他動運動でのROMを測定する。測定は非麻痺肢を先に行い、麻痺肢を測定する際の可動域の参考にする。

・上肢は肩関節屈曲・外転・内転・外旋・内旋、肘関節屈曲・伸展、手関節背屈・掌屈、下肢は股関節屈曲・外転・外旋・内旋、膝関節屈曲・伸展、足関節背屈・底屈を測定する。

・関節運動を2～3回反復し、最終可動域の目安をつけてから角度計を当てて測定する。

 注意点 ▶ 麻痺肢の筋緊張が低下している場合には脱臼の恐れがあり、筋緊張が亢進している場合には筋損傷を生じる恐れがあるため、ゆっくりとやさしく動かす。

● 筋緊張

・脳卒中の回復段階では、痙縮と呼ばれる筋緊張亢進を生じやすい。痙縮では関節運動のどちらか一方向に関係する筋緊張が亢進しやすい。また相動性伸張反射と緊張性伸張反射が混在するが、特に相動性伸張反射が顕著に出現しやすい。

・相動性伸張反射の特徴は、他動運動の速度を速くすると瞬間的に強く抵抗し、その後抵抗が急激に減少して抵抗を感じなくなることであり、これを折りたたみナイフ現象と呼ぶ。

・評価を行う際には、まずは他動的にゆっくり動かして可動域、抵抗感、痛みの有無を確認し、次いで速く動かした時に抵抗感が増加するかを確認する。

・脳卒中患者では、大胸筋、肘関節屈筋、手指屈筋、股関節内転筋、足関節底屈筋の筋緊張が亢進しやすい。

・痙縮の客観的な評価指標としては、Modified Ashworth Scale(MAS)がよく使用される。

0	筋緊張の亢進が見られない
1	速い他動運動により一時的な引っかかりが見られるか、最終可動域付近で軽い抵抗が見られる。
1+	速い他動運動により軽い抵抗が見られるが、その範囲は全可動域の50%以下である。
2	速い他動運動に対する抵抗が、ほぼ全可動域にわたり見られるが、容易に他動運動が可能である。
3	筋緊張の亢進が著明だが、他動運動は何とか実施できる。

4	筋緊張亢進が強く、他動的に屈曲または伸展できない。

⚠️**注意点**

▶ MASは相動性伸張反射のみの評価である。緊張性伸張反射の特徴は、他動運動の速度や関節角度に関係なく、一定の抵抗を示すことである。したがって他動的にゆっくり動かした際に、最初から最終可動域まで一定の抵抗を示した場合には緊張性伸張反射が亢進していると考え、最終域に近づくにつれて抵抗が強くなる場合には伸張反射でなく、筋や皮膚などの短縮による影響が強いと考える。

■ 深部腱反射

・骨格筋をハンマーで瞬間的に叩打し、筋収縮の有無と強さを評価する。この反射は相動性伸張反射によるものであるが、亢進している場合には上述した両方の伸張反射が亢進していることが多い。

・測定筋を軽く伸張して叩打したほうが反応を導きやすい。測定筋をセラピストの指で押さえて指の上から叩打する。

・腱の叩打により反応が出現した場合には筋腱移行部を叩打し、出現した場合には筋腹を叩打する。筋腹での反応が出現する場合には、著明に亢進していると考える。

・判断の基準としては、叩打する位置と反応により以下のように考えると良い。

（ー）消失：腱を叩打しても出現しない。
（±）減弱：腱の叩打によりわずかに出現する。
（＋）出現：腱の叩打により出現するが、筋腱移行部では出現しない。
（＋＋）軽度亢進：筋腱移行部の叩打により出現するが、筋腹では出現しない。
（＋＋＋）亢進：筋腹の叩打により出現する。
（＋＋＋＋）著明な亢進：筋腹の叩打により強く出現する。

⚠️**注意点**

▶ 腱反射は健常者でも亢進していることがあるため、一側性障害の場合には、左右差を確認することが大切である。

▶ 筋の大きさや形状により、叩打する位置の違いを検査できない場合には、反応の大きさを目安に判断する。

■ 感覚検査

【触圧覚検査】

- **刺激の与え方**：水彩画の細筆のような柔らかいものを使用し、皮膚に対して直角に当たるように刺激を加える。
- **刺激の強さ**：筆先が皮膚に触れる（弱）、筆先が軽く曲がる（中）、筆先が半分曲がる（強）
- **刺激部位**：上肢は上腕・前腕、手指は指・手掌・手背、下肢は大腿・下腿を3〜5カ所。
- **検査方法**：

① セラピストは非麻痺側上肢を持ち、患者が自分の手掌を見やすい位置に保持する。

② 「今から私がこの筆で手を触りますので、触ったのがわかったらできるだけ早く「はい」とおっしゃってください」と伝え、「それでは一度練習してみましょう」と言って患者が見えるように刺激し、正確に応答できることを確認する。

③ 「では次に手を見ないで行います」と伝え、閉眼または患者の視野の外で非麻痺側肢の上述する刺激部位に刺激を与える。刺激の強さは「弱」から開始し、答えられない場合には順々に強くする。

④ 「それでは反対の手でも同じようにやってみましょう」と伝え、同様の手順で麻痺側上肢を検査する。

判定方法（非麻痺肢が正常の場合）

- **正常**：弱い刺激を加えた時に適切に応答でき、非麻痺肢との差がない。
- **軽度鈍麻**：弱い刺激を加えた時に適切に応答できるが、非麻痺肢よりは鈍いと感じる。
- **中等度鈍麻**：弱い刺激を加えた時には応答できないが、中等度の刺激であれば応答できる。
- **重度鈍麻**：中等度の刺激を加えた時には応答できないが、強い刺激であれば応答できる。
- **脱失**：強い刺激を加えても応答できない。

⚠ **注意点**

▶ 脳卒中の感覚障害は、デルマトームに対応している訳ではないため、上肢、手指、下肢に大別して検査を行う。

▶ 練習と本検査の違いは刺激する際に視覚情報を伴うか否かであり、開眼していても刺激を視覚的に確認できなければ練習の意味がない。

▶ 脳卒中患者が触覚刺激を10段階で判断することは困難である。10段階の評価は末梢神経損傷などの感覚の変化を段階的に認識できる場合には有効である。

▶ 仮に軽度の刺激に応答し、非麻痺肢に比べて2／10と答えたとしても、判定は重度鈍麻ではなく軽度鈍麻である（軽度鈍麻を10段階で判定しているに過ぎない）。

【位置覚検査】

・**検査部位**：麻痺側上肢、手指、下肢

・**検査方法**：上肢・下肢

① セラピストは麻痺側上肢を持ち、患者が自分の上肢を見やすい位置に保持する。

② 「今から私がこちらの手を動かしてから止めますので、反対の手で同じ形を作ってください」と伝え、「それでは一度練習してみましょう」と言って患者が見えるように上肢の位置を変え、「これと同じ形を作ってください」と伝え、正確に形を作ることができることを確認する。

③ 「では次に手を見ないで行います」と伝え、閉眼または患者の視野の外で麻痺側上肢を動かして止め、「これと同じ形を作ってください」と伝える（図5-2-8）。

④ 検査は麻痺側上肢の諸関節の角度を変化させて5回行う。

⑤ 「次に私が左足を動かしますので、同じ形を作ってください」と伝え、5回行う。

図5-2-8

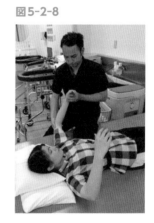

判定方法（非麻痺肢が正常の場合）

● 非麻痺肢で正しく麻痺肢の肢位を模倣できた回数を4/5のように記載する。左右の各関節角度の違いが10°くらいまでは正答とみなす。

⚠ **注意点**

▶ 麻痺肢を動かす際には、非麻痺肢の筋力や関節可動域を踏まえ、負担の少ない肢位を考慮する。

▶ 正しくできた時だけ「そうですね」とか、誤った時に「それで大丈夫ですか？」などと言わず、常に同じ口調、態度で検査を続ける。

▶ 模倣に用いる肢位は複数の関節を変化させるように考慮する。

・**検査方法**：手指

①セラピストは非麻痺側上肢を持ち、患者が自分の手指を見やすい位置に保持する。

②「今から私がこちらの指を動かしてから止めますので、指が上、真ん中、下のうちのどちらにあるかを答えてください」と伝え、「例えばこれはどうなりますか」と言って患者の指の1本を動かして止め、正確に答えることができることを確認する。

図5-2-9

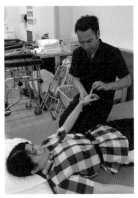

③「では次に手を見ないで行います」と伝え、閉眼または患者の視野の外で麻痺側手指を動かして止め、「いま指は上、真ん中、下のうちどちらにありますか」とたずねる（図5-2-9）。

④検査は麻痺側の複数の手指を用いて5回行う。

⑤「次に反対の指で行います」と伝え、同様の方法で5回行う。

判定方法

● 指の位置を正しく答えられた回数を4/5のように記載する。

⚠️**注意点**

▶ 手指を動かす際には、指の側面を軽く把持し、指腹や指背に圧迫を加えない。

▶ 指の皮膚の過度な伸張や手関節の動きが伴わないように動かす。

▶ 指を上下に数回反復してから止めることで、正答の順序性を排除できる。

■ **麻痺側下肢運動機能**

● Br-stageにより、運動麻痺の回復段階（弛緩性麻痺→連合反応→異常共同運動→分離）を簡便に評価する。

①背臥位にて「左膝を曲げて足を立ててみてください」と伝える。

この動作が不十分な場合には、両下肢を伸ばした状態で非麻痺下肢をセラピストが押さえ、「両足をつけてください」と伝え、麻痺側股関節内転の可否と内転筋の収縮を確認する。内転運動または筋の収縮が確認できる場合はⅡ、確認できない場合はⅠと判定する。

随意運動が十分に可能な場合には、ベッドまたは車椅子坐位にて以下の検査を行う（1日目の検査を参照）。

図5-2-10　麻痺側下肢運動機能の評価手順（1）

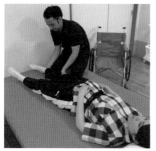

①「両足をつけてください（股内転）」と指示する

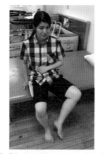

②「左足を真っすぐ上に持ち上げてください（股屈曲）」と指示する。股関節外旋・外転を伴っている

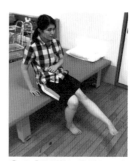

③-1「足を前に伸ばしてください（膝伸展）」と指示する

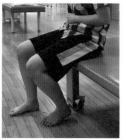

③-2「足を手前に引いてください（膝屈曲）」と指示する

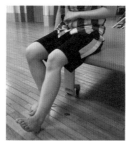

③-3「膝を曲げたまま、つま先を持ち上げてください（足背屈）」と指示する

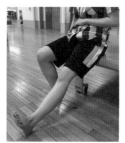

④「踵を床につけたまま、つま先を持ち上げてください（足背屈）」と指示する

②「左足を真っすぐ上に持ち上げてください」と伝え、股関節外旋や外転を伴う場合にはⅢと判定する。

③②の動作が適切に行えた場合には、「足を前に伸ばしてください（膝伸展）」、「足を手前に引いてください（膝屈曲）」、「膝を曲げたまま、つま先を持ち上げてください（足背屈）」と伝える。股関節の動きを伴わずに膝伸展−30°、膝屈曲100°、足背屈5°まで可能な場合にはⅣ以上、いずれか1つでも不十分な場合にはⅢと判定する。

④③の運動がすべて可能な場合には、膝関節を伸展し、踵を床に接地した状態で、「踵を床につけたまま、つま先を持ち上げてください（足背屈）」と伝える。

⑤次に手すり支持にて立位姿勢を取り、「左足を床から離して、膝を曲げてください（図5-2-11、⑤）」と伝える。④の足背屈5°、⑤の膝屈曲45°まで可能な場合にはⅤ以上、いずれかが不十分な場合にはⅣと判定する。

⑥④と⑤の運動が可能な場合には、「左足を床から離して横に開いてください（⑥-1）」と伝え、骨盤の挙上の範囲を越えて股関節外転の運動が可能かを

確認する。続いて坐位にて下腿下垂位で足底を非接地とし、下腿の外内旋が足の外内反を伴って行えるか（⑥-2）を確認する。この２つの運動が可能な場合は、Ⅵ以上と判定する。

図5-2-11　麻痺側下肢運動機能の評価手順（2）

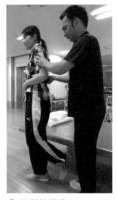 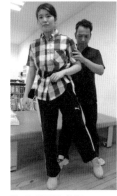 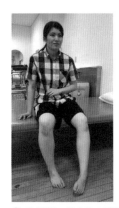

⑤ 膝関節屈曲　　　　　　⑥-1 股関節外転　　　　　⑥-2 下腿の外内旋の確認

⑦⑥の運動が可能な場合にはセラピストが動作を行い、「この動作をできるだけ速く行ってください」と伝えてスピードテストを行う。非麻痺側に比べてスピードの低下や拙劣さがみられる場合にはⅥ、みられない場合には麻痺なしと判定する。

＊スピードテストでは、麻痺肢での遂行時間が非麻痺肢よりも1.5倍以上の場合にスピードが低下していると判断する。また、課題内容は特に決まっていないが、時間を計測するため、所要時間があまり短くなく、動きのわかりやすい動作が望ましい。筆者は坐位での股関節内外旋の10回反復時間を比較している。

⚠️**注意点**
▶ 各検査に記載している角度は参考とし、ROM制限を有する場合にはその都度考慮する。
▶ 立位で行う動作は立位保持能力の可否を評価している訳ではないため、保持に対する負担を軽減するような環境設定や介助を考慮する。非麻痺肢の痛みや筋力低下、著明な変形などにより立位が困難な場合には、背臥位や側臥位にて行う。

■ その他の検査
● 上記以外の要因として、理学療法において動作の獲得に影響を与えやすい半側空間無視とプッシャー現象を評価しておいたほうがよい。

【半側空間無視】

● 机上検査

① **線分2等分テスト**：水平に直線の引かれた用紙を準備し、「この紙に書いてある線の真ん中だと思うところに印をつけてください」と伝える。2等分点が直線全長の5%（20cmでは1cm）以上ずれた場合に陽性と判断する。

② **線分抹消テスト（アルバートテスト）**：多数の線分（原版は40本）が描かれた用紙を準備し、「この紙に書いてあるすべての線に印をつけてください」と伝える。1本でも見落とした場合に陽性と判断する。

③ **視覚的消去**：残存視野内にセラピストの左右の指を1本ずつ垂直に提示（左右の間は30cm程度離す）し、「今から私が、どちらか一方か両方の指を同時に動かしますので、動いたらできるだけ早く、その指を教えてください」と伝える。1本ずつ動かした時には左右いずれにおいても正しく答えられるが、両方同時に動かした時に、一方の指（左半側空間無視では右）としか答えられず、他方の指の動いたことに気づかない場合に陽性と判断する。

⚠ **注意点**

▶ 半側空間無視は検査場面と日常生活場面で、不注意の症状が異なることが多い。

▶ 半側空間無視では一側空間だけでなく、空間内にある個々の対象の一側に無視症状がみられることがある。

▶ 半側空間無視では近位空間と遠位空間で無視症状が異なることがある。

▶ 半側空間無視は方向性の不注意が表面化しやすいが、空間に関係ない不注意を伴うことが多い。

▶ したがって、机上検査だけではなく、日常生活上なども含め、様々な視点で不注意を評価するとよい。

【プッシャー現象】

● 坐位、立位、歩行などの基本動作時に非麻痺側の上下肢で麻痺側方向に押し、麻痺側へバランスを崩す現象である。

● 端坐位・立位保持・歩行において以下の点を観察する。

① **姿勢観察**：頭部・体幹が麻痺側に傾斜していないか？　非麻痺側上肢でベッドや杖を押していないか？

② **垂直定位**：頭部や体幹が左右方向へ傾斜している（あるいは傾斜させた）時に、傾きを認識できるか？

③ **抵抗の有無**：麻痺側への傾斜した体幹を他動的に正中へ戻そうとした時に、さらに抵抗が強くなるか？

③ 作業療法

1) 評価内容

a) **面接や雑談で把握すること**：困っていること、痛み、好きな活動、やりたい活動、作業歴、人生歴。

b) **評価の内容・流れ**

1日目	車椅子で来室→挨拶・自己紹介→ベッドへの移乗→血圧→脈拍数→腱反射→病的反射→筋緊張→ROM→麻痺側随意運動→車椅子への移乗→麻痺側随意運動→非麻痺側筋力
2日目	感覚→高次脳機能→基本動作・セルフケア

2) 評価の実際

a) 1日目

■ **来室**

図5-3-1　来室時の様子

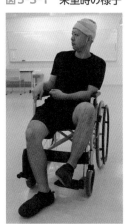

顔の向きが非麻痺側に固定されている。体幹が麻痺側に傾いている。

> **観察の視点**
>
> ● **姿勢・肢位・運動**：顔の向きが一方だけに偏っていないか、眼球は動いているか、左右対称にきちんと座っているか。手や足は動いているか（動かそうとしているか）、座り直そうとしているかなど。
> ● **認知・心理・精神**：ぼんやりした感じか、視線が定まらない感じか、周囲を見回しているか（周囲に関心がありそうか）、車椅子を押している人と話しているか、うつむき加減か、不安そうか、場・状況にそぐわないほど元気かなど。

■ **挨拶・自己紹介**

⚠ **注意点** ▶ 視線の高さを対象者と同じにする。

図5-3-2　対象者の視線の高さに合わせる

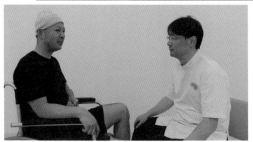

- 挨拶を返してくるか、自分から話しかけてくるか、自分のことを説明しようとするか、発話は明瞭か、こちらの話した内容を理解しているか、座り直そうとするか、顔の向きを変えるかなど。

■ **ベッドへの移乗**：基本動作能力を評価する。
- 枕を置く：端座位になった時、非麻痺側がどちらになるかを想像し、そちら側（非麻痺側）に枕を置く。

図5-3-3　枕をどちらに置くか

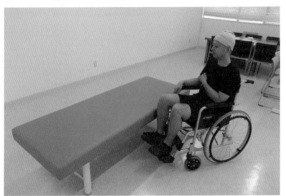

① 車椅子をベッドに付けた状態を想像する（この図は左片麻痺の場合）

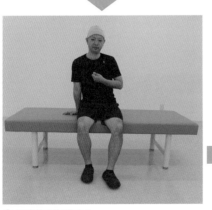

② 端座位を想像する

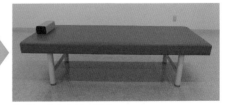

③ 枕は非麻痺側に置く

- **車椅子をベッドに付ける**：臥位になった時、頭が枕にちょうど付くような端座位の位置になる所に車椅子を付ける。車椅子とベッドの角度は15°程度。

図5-3-4　車椅子をベッドに付ける

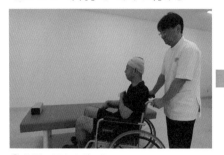

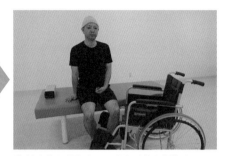

① 枕側に行きすぎである

② 端座位を想像する。また臥位を想像する

- **フットレストの上げ方**：足で上げる。

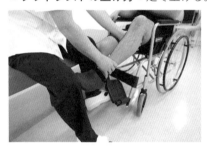

図5-3-5　フットレストの上げ方：足で上げる

- **車椅子座位からベッド上端座位へ**：この時、立ち上がり・立位保持・端座位能力を評価する。

図5-3-6　車椅子からベッドへ

① 骨盤を前方に出す 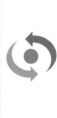 ② 対象者の下肢を固定する

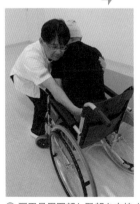

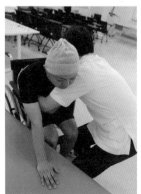

（次ページにつづく）

③ 肩甲骨周囲部と殿部を支持する（前後から撮影）

（つづき）

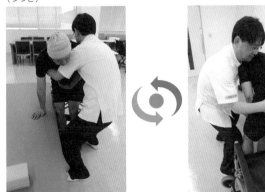

④ 体幹前傾を意識させながら立ち上がらせる（前後から撮影）。

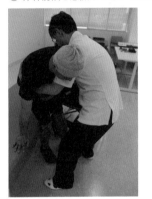

⑤ 向きを変える。

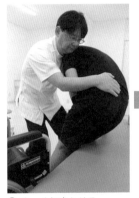

⑥ ゆっくり座らせる。

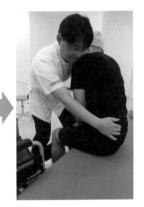

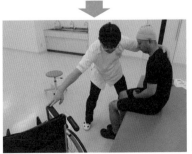

⑦ 体を支えたまま
車椅子を下げる。

⑧ 車椅子の向きを
変える。

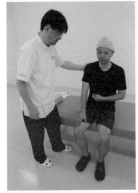

⑨ 端座位能力を評価する。

● 端座位から仰臥位へ

図5-3-7 端座位から仰臥位へ

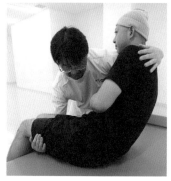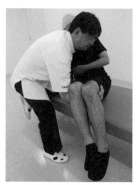

① 肩を抱き、下肢を持ち上げながら、

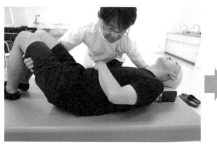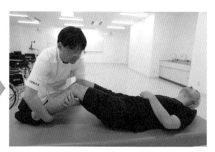

② ゆっくりと仰臥位へ（頭を特に気をつける）。 ③ ゆっくりと足を伸ばす。

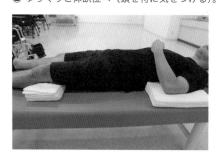

④ 膝の下、麻痺側上肢の下に支えを入れる。

■ **血圧**：脳卒中の初期評価時には、仰臥位、車椅子座位の両方で測定する。

図5-3-8　血圧測定

① 普段の血圧を聞く。長袖上着の袖をまくる（中枢部を締め付けない）。袖が上腕を覆っていてもよい。マンシェットを巻く部分は袖の波をならす。

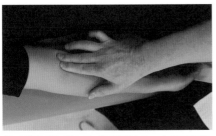

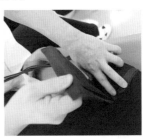

② 上腕動脈に触れる（肘窩部上方、上腕二頭筋内側を少し強めに押す）。

③ 下端が肘窩の上約2cmのところにくるように、指が1～2本程度入る程度の強さで、マンシェットを巻く。ベルクロをつける時、写真のように左手でマンシェットを押さえ、右手で締める。

④ メーターを取り付ける。イヤーピースを装着する。

⑤ 左手でチェストピースを上腕動脈に当て、右手でゴム球を、バルブを外側にして持つ。この持ち方で持つと、バルブを向こう側へ回せば閉まり、手前側へ回せば開く。バルブの持ち方を常に一定にしておくと、バルブ開閉に混乱しない。

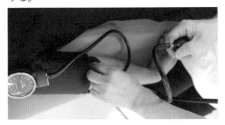

⑥ バルブを向こう側へ回して閉め、ゴム球を押して加圧する。加圧は普段の収縮期血圧の20～30mmHg高い値まで行う。

⑦ バルブを手前側へ回すことで空気を抜く。1秒間に2～4mmHg程度減圧する。コロトコフ音が聞こえ始めた点が収縮期血圧、消失する点が拡張期血圧である。測定値は2mmHgごとの値となる。

⑧ 拡張期血圧が測定できたら、速やかに減圧し、マンシェットを外す。上腕の圧迫はできるだけ短時間にする。

⑨ 測定ができなかった場合は一度マンシェットを外し、少し時間を置いてから再度測定する。

⑩ 血圧値を記録し、対象者に伝える。上着の袖を元に戻す。

■ 脈拍数

図5-3-9　脈拍数測定

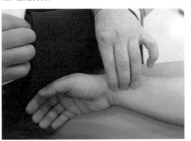

① 第2～4指の指腹を対象者の橈骨動脈に当て計測する。不整脈のない場合は、30秒間計測し、その値を2倍した数を記録する。不整脈がある場合は、1分間計測し、脈拍数と不整脈の回数を両方記録する。

■ **対象者自身による麻痺側肩関節屈曲他動運動**：大まかな関節の動きと痛み
を知る。対象者自身が痛みなく、どの程度上肢を動かせるか（自動・他動）を
知る。指示の理解力を知る。

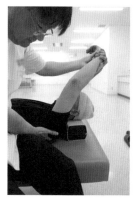

図5-3-10　**麻痺側肩関節屈曲他動運動**

① 対象者の上肢は自分の大腿部の上に置くなどし、丁寧に扱う。
② 非麻痺側手で麻痺側手首を持たせ、肩関節屈曲をさせ、痛
みのない範囲を確認する。
③ 右手で対象者の肩甲骨を保持し、左手で上腕骨骨頭が肩甲窩
の適切な位置にくるように保持しながら、肩関節屈曲を助ける。

■ **腱反射（上肢）**：大胸筋反射・上腕二頭筋反射・上腕三頭筋反射・円回内反
射。非麻痺側も行い、比較することで結果を判断する。

図5-3-11　**深部腱反射（上肢）：左手の指腹で腱を少し押し、その指の背を打鍵器で叩く**

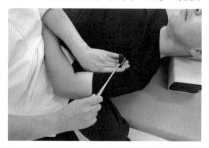

① 大胸筋反射：腱を探すには、少し強めに
押す必要がある。

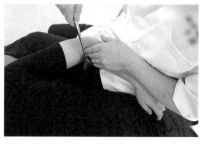

② 上腕二頭筋反射：肘関節をやや屈曲位に
する。

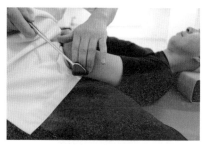

③ 上腕三頭筋反射：肘頭の近位を叩く。

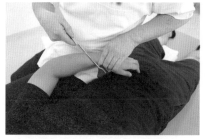

④ 橈骨回内筋反射：橈骨下端の掌側面を叩く。

■ **病的反射（上肢）**：トレムナー反射：手関節
を軽度背屈位、手指を軽く屈曲位とする。第3
指の掌側を中指ではじく。母指の内転運動が起
きれば陽性。

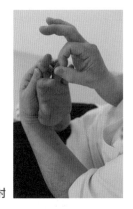

図5-3-12　トレムナー反射

■ **筋緊張（上肢）**：筋を他動的に伸ばし、その抵抗の程度によって評価（亢進・
正常・低下）する。
【検査する筋】大胸筋、上腕二頭筋、上腕三頭筋、手関節屈筋群、指屈筋群、
母指屈筋群

図5-3-13　筋緊張（上肢）：矢印は他動的に動かす方向

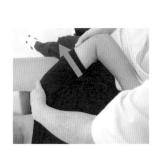

① 大胸筋

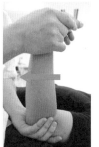

② 上腕二頭筋

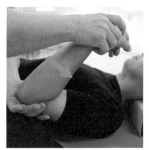

③ 上腕三頭筋

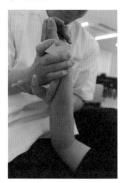

④ 手関節屈筋群

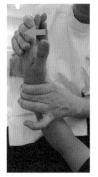

⑤ 手指屈筋群

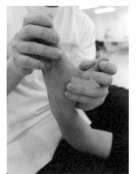

⑥ 母指屈筋群

■ **ROM（上肢）**：肩関節について、筋緊張低下の場合は参考可動域の半分程度までしか動かさないこと。

【測定する運動】肩関節屈曲・外転・外旋、肘関節屈曲・伸展、手関節伸展、MP関節屈曲・伸展、IP関節屈曲・伸展、母指IP関節屈曲・伸展

図5-3-14　ROM

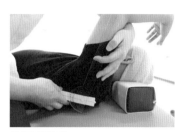

① 肩関節屈曲

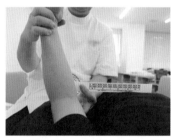

② 肩関節外転：仰臥位で測定する場合、この方法が容易である。

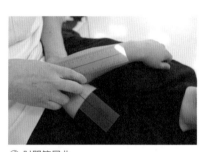

③ 肩関節外旋：肩関節周囲筋の低緊張がある場合、肩関節を軽度屈曲位にしてこのように測定すると、肩関節に損傷を与える可能性を軽減できる。

④ 肘関節屈曲

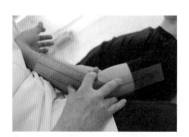

⑤ 肘関節伸展

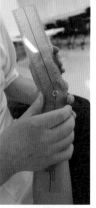

⑥ 手関節伸展

■ **随意運動［12段階式片麻痺機能テス
ト（上田法）：上肢］**：ここまで評価を行
うなかで、対象者の上肢がどの程度随意
的に動くのかについて、おおよその見当
がつく。それをもとに、上田法のどのテ
ストから行えばいいかを考える。たとえ
ば、ある程度の随意運動がみられる対象
者にテストNo.1［連合反応（大胸筋）］、
No.2［随意収縮（大胸筋）］を行う必要
はない。

**図5-3-15　テストNo.3；共同運
動（伸筋パターン）**

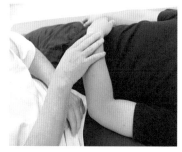

① 「（触りながら）こちらの腕を（触り
ながら）こちらの腰のあたりまで伸ば
してください」と指示する。

■ **腱反射（下肢）**：大腿四頭筋反射・ア
キレス腱反射。非麻痺側も行い、比較することで結果を判断する。

**図5-3-16　深部腱反射（下肢）：左手の指腹で腱を少し押し、その指の背を打鍵器
で叩く**

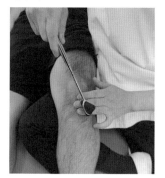

① 大腿四頭筋反射

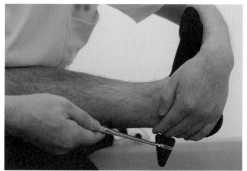

② アキレス腱反射：左前腕で足関節を軽く背屈すると
誘発されやすくなる。

■ **病的反射（下肢）**：バビンスキ
ー反射；足底の外縁を踵から上に
向かって、最後に母趾に向け、こ
する。母趾が伸展すれば陽性。

図5-3-17　バビンスキー反射

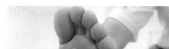
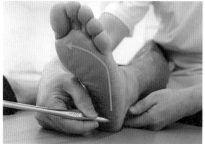

■ **筋緊張（下肢）**：筋を他動的に伸ばし、その抵抗の程度によって評価（亢進・正常・低下）する。

【評価する筋】腸腰筋、大腿四頭筋、ハムストリングス、下腿三頭筋

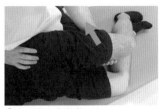

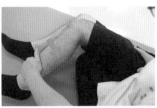

図5-3-18
筋緊張（下肢）

① 腸腰筋：側仰位で行う

② 大腿四頭筋：側仰位で行う

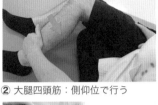

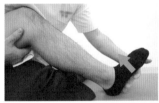

③ ハムストリングス

④ 下腿三頭筋

■ **ROM（下肢）：**

【測定する運動】股関節屈曲・伸展、膝関節屈曲・伸展、足関節背屈

図5-3-19 ROM（下肢）

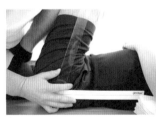

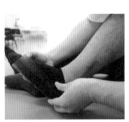

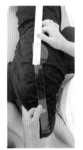

① 股関節屈曲

② 足関節背屈

③ 股関節伸展：
側仰位で行う

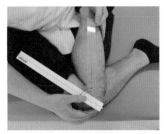

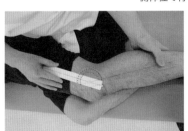

④ 膝関節屈曲：側仰位で行う

⑤ 膝関節伸展：側仰位で行う

■ **随意運動［12段階式片麻痺機能テスト（上田法）：下肢］**：上肢と同様、こ
こまでの評価を行うなかで、上田法のどのテストから行えばよいかを考える。

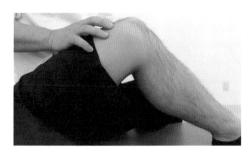

**図5-3-20　テストNo.4：屈筋共
同運動**

「麻痺側の足を曲げてください」と指示し、股関節屈曲角度を測定する。

■ 車椅子への移乗

- 車椅子を置く：端座位になった時、非麻痺側がどちらになるかを想像し、非
  麻痺側に車椅子を置く。ブレーキはかけない。
- 側臥位にする：患者の寝返り能力を評価しながら。
- 端座位にする
- 車椅子へ移乗させる

図5-3-21　車椅子への移乗

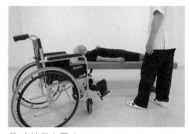

① 車椅子を置く

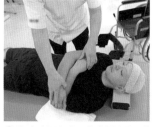

② 非麻痺側上肢で麻痺側上肢を抱えるよう指示する

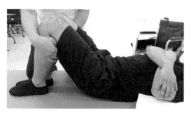

③ 両膝を立てる

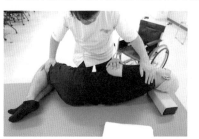

④ 体幹を回転させ、側臥位にする

（次ページにつづく）

第5章　脳卒中初期評価の実際

（つづき）

⑤ 両足部をベッド端から出す
⑥ 両手で丁寧に頭部を少し上げる

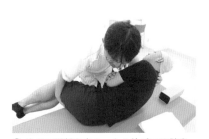

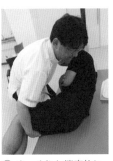

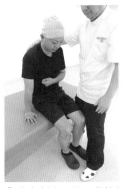

⑦ 片手で肩部を支え、もう片手で下肢を押さえる

⑧ ゆっくりと端座位にする

⑨ 非麻痺側に回り、体幹を支える

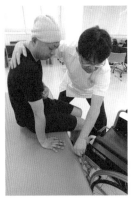

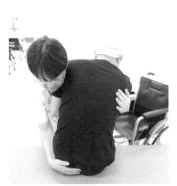

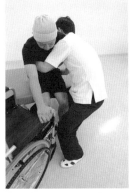

⑩ 車椅子を適切な位置に置き、ブレーキをする

⑪ 片手を肩部、もう片手で殿部を支持する

⑫ 対象者の両膝を支点にして殿部を持ち上げる

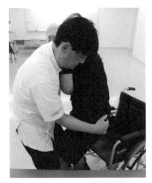

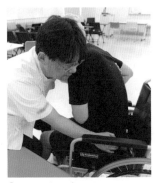

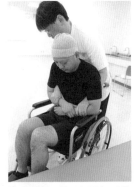

⑬ 殿部を車椅子の方へ回転させる

⑭ ゆっくりと座らせる

⑮ 車椅子の後ろに回り、両前腕を持ち、患者を引き上げ、正しい座位を取らせる

■ 随意運動［SIAS（脳卒中機能評価法）］

- 上肢近位テスト＝膝・口テスト
- 上肢遠位テスト＝手指テスト
- 下肢近位テスト＝股屈曲テスト
- 下肢近位テスト＝膝伸展テスト
- 下肢遠位テスト＝足パット・テスト

図5-3-22　SIAS（脳卒中機能評価法）

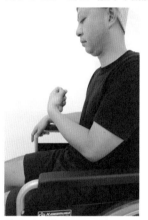

① 上肢近位テスト＝膝・口テスト：手を対側膝（大腿）上より挙上し、口まで運ぶ。肩は90°まで外転させ、それを膝上に戻す。

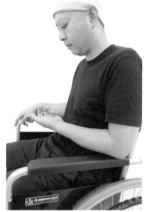

② 上肢遠位テスト＝手指テスト：母指から小指の順に屈曲、小指から母指の順に伸展する。

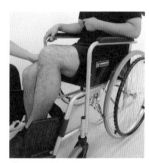

③ 下肢近位テスト＝股屈曲テスト：股関節を90°屈曲位から最大屈曲する。

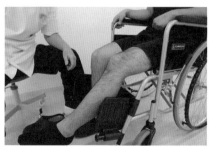

④ 下肢近位テスト＝膝伸展テスト：膝関節を90°屈曲位から－10°程度まで伸展する。

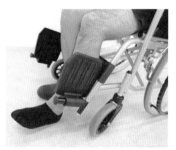

⑤ 下肢遠位テスト＝足パット・テスト：踵部を床に着けたまま、足関節背屈・底屈を3回繰り返す。

■ **筋力：非麻痺側**

● 握力

● MMT（徒手筋力検査法）：膝関節伸展（大腿四頭筋）

図5-3-23　筋力（非麻痺側）測定

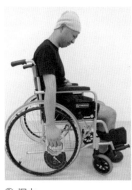

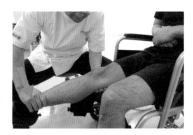

① 握力　　　　　　　　　② 膝関節伸展（大腿四頭筋）

■ **血圧・脈測定（車椅子座位にて）**：開始前の値と比較する。その際、計測肢位の違いを考慮する。

b）2日目
■ 観察の視点

● 【記憶】昨日自分（OT）に会ったことを覚えているか、自分（OT）の名前を覚えているか、昨日行ったことを覚えているか。

● 【運動】昨日と身体の動きは違うか。

● 【認知・心理・精神】表情・発話量・意欲などは昨日と違うか。困っていること、やりたい活動などを相談してくるか。打ち解けた感じはあるか。

■ 血圧・脈測定

■ 感覚検査

● 1日目に、「手や足に触られた時、わかりますか」「手や足に何か変な感じがありますか」などを聞く。1日目の検査中に、上肢や下肢を触りながら、「触られている感じ、わかりますか」と聞く。また上肢や下肢を動かしながら、「動いていることはわかりますか」と聞く。これらの質問により、感覚障害の有無や程度のおおよその見当がつく。

● 【触覚】前腕1箇所、手掌、下腿1箇所。筆などで軽く触れる。「触れたと思ったとき、はいと答えてください」と指示する。

図5-3-24　触覚検査

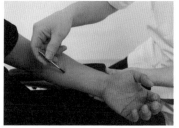

① 前腕

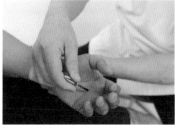

② 手掌

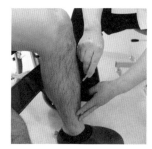

③ 下腿

- 【受動運動覚】肘関節、第2指、膝関節。屈曲または伸展方向に、「動かします」と合図をしてから動かす。「上か下か、どちらに動きましたか」と尋ねる。

図5-3-25　受動運動覚：圧を感じさせないように動かすこと

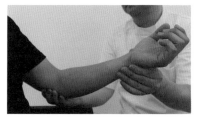

① 肘関節

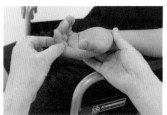

② 第2指

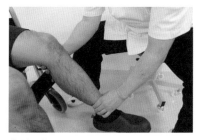

③ 膝関節

■ 左半側空間無視　机上検査

- 【線分二等分試験】200mmの線分が印刷された紙面を患者の正面正中に置く。「線の真ん中にしるしをしてください」と指示する。8mmの偏りは異常と判定できる。
- 【図形模写】花の絵を模写させる。個々の対象の左側を描き落としたりする。

図5-3-26　半側無視の絵の模写例

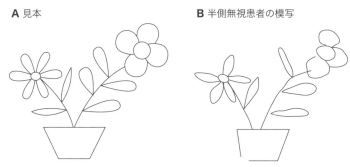

A 見本　　　　　　　　　　　　B 半側無視患者の模写

潮見泰藏, 下田信明（編）：リハビリテーション基礎評価学　第2版, 羊土社, 2019, 111頁 図3より転載

■ **縦手すりを用いての立ち上がり**：脳卒中患者で、縦手すりを用いると立ち上がりが可能あるいは介助量軽減となる場合がある。必ず評価する。

図5-3-27　縦手すりを用いての立ち上がり

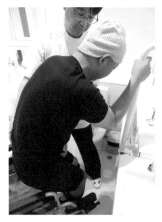

■ **手洗い**：麻痺側手の認知、左半側空間の認知、手順の記憶、生活への意欲などが評価でき、実際の生活上でも役に立つため、初期評価時に手洗いの能力を評価する。

図5-3-28　手洗い

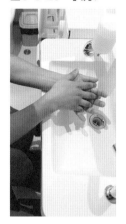

＊以降、作業療法計画を立案し、実施する。

第6章
実習報告書例

1. 理学療法

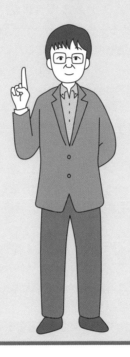

- 理学療法の主目的は、基本的動作能力（起き上がり、立ち上がり、歩行など）の向上にあります。理学療法士の思考がその主目的に向かっていくことを意識してお読みください。

6-1-1

理学療法　脳卒中（急性期）：大学病院

Ⅰ 症例紹介

1. 一般的情報

60歳代後半　男性　173cm　86kg　BMI 28.7

2. 医学的情報

【診断名】脳出血（左被殻部）、右片麻痺　【合併症】高血圧、糖尿病

【本人の要望】介助なく歩けるようになりたい。【家族の要望】一緒に買い物に出かけたい。妻と共通の趣味である盆栽をしたい。【現病歴】Ｘ月Ｙ日（冬期）、夜間に頭痛がするとともに、呂律（ろれつ）が回らず、右上半身に動かしにくさやしびれ感があり。同日、救急搬送にて来院。CTにて脳出血の所見あり。ICUにて病態管理、そのまま入院となる。　【既往歴】高血圧、糖尿病、肥満

【趣味】盆栽　【その他の医学的情報（治療方針、投薬治療、禁忌事項など）】降圧剤、整腸剤、血糖降下剤

■ 他部門からの情報（初期評価時）

【医師】血圧管理に注意しながら、早期から離床を促し、基本動作やADL練習を行っていく予定。3～4週間程度を目安に、回復期リハビリテーション病院へ転院予定。

【看護師】病室内では、ほとんど臥床している。声かけをすれば、会話をするが、自発的に会話を行うことは少ない。その他、問題行動はみられず。

【OT】麻痺側上肢へのアプローチを中心に作業療法を実施。病棟生活上問題となるような高次脳機能障害はみられない。

【ST】軽度の構音障害あり。今後、発話の状態も改善される可能性あり。

【MSW】今後、回復期リハ病院での本格的なリハビリを行うため、転院先を検討中。現在、要介護認定は受けていない（今後申請予定）。

3. 社会的情報

【家族構成】妻（キーパーソン）、長男、長女の4人家族（現在は妻と二人暮し）、長男と長女は遠方で暮らしている。【職業】定年退職した後、週2回程度のアルバイト（工場にて、立ち仕事中心）をしている。　【居住環境】2階建て一軒家。主な居住スペースは1階にある。バリアフリーになっており、段差は少ない。玄関の上がり框（かまち）（玄関の段差に取り付けられた横木）は約20cm。門扉から玄関までは平坦な舗装路になっており、玄関前に10cm程度の1段の段差がある。

理学療法評価

初期評価：第7〜9病日後	最終評価：第20〜22病日後
【全体像（第7病日）】日中はベッド上での生活が多く、リハビリ室へは車イスにて送迎。問いかけには短文にて回答あり。リハビリには協力的である。右足部に軽度の浮腫あり。認知機能：HDS-R；27/30点	
【意識レベル】JCS；1	【意識レベル】清明
【バイタルサイン】血圧：110〜125／75〜85mmHg、脈拍：65〜75bpm	【バイタルサイン】血圧：110〜125／70〜85mmHg、脈拍：60〜70bpm
【疼痛】右肘・膝・足関節（筋の伸張痛）と右肩関節に可動時痛あり	【疼痛】右肩関節に可動時痛あり（初期に比べては軽減）
【Brunnstrom Stage（Br.S）】 上肢：Ⅳ、手指：Ⅴ、下肢：Ⅳ	【Brunnstrom Stage（Br.S）】 上肢：Ⅳ、手指：Ⅴ、下肢：Ⅴ
【形態測定】（左/右） 周径：足関節（外果上縁）23cm/23.5cm、足背部（舟状骨粗面）24.5cm/26cm	【形態測定】（左/右） 周径：足関節（外果上縁）23cm/23.5cm、足背部（舟状骨粗面）24.5cm/25cm
【ROM】passiveにて測定（左/右）p：pain 股関節外転：35/25p、股関節屈曲：135/120p、足関節背屈：20/10p、肩関節屈曲：170/145p、肩関節外転：165/130p、肩関節外旋；50/25p	【ROM】（左／右）p：pain 股関節外転：35/30p、股関節屈曲：135/125p、足関節背屈：20/15p、肩関節屈曲：170/155p、肩関節外転：165/140p、肩関節外旋：50/35p
【MMT（非麻痺側のみ測定）】 上肢：4レベル、下肢：4レベル	【MMT（非麻痺側のみ測定）】 上肢：4〜5レベル、下肢：4〜5レベル
【筋緊張検査（被動性検査）】右側のみ 亢進：肘屈筋群、手屈筋群、膝伸筋群・屈筋群、足底屈筋群 低下：肩周囲筋群、股内外転筋群、体幹筋群	【筋緊張検査（被動性検査）】右側のみ 亢進：肘屈筋群、手屈筋群、膝伸筋群、足底屈筋群　※全般的に軽減傾向 低下：肩周囲筋群、体幹筋群

【反射検査】

深部腱反射	左	右
上腕二頭筋	＋	＋＋
上腕三頭筋	±	±
膝蓋腱	＋	＋＋
アキレス腱	＋	＋＋

【反射検査】

深部腱反射	左	右
上腕二頭筋	＋	＋
上腕三頭筋	±	±
膝蓋腱	＋	＋＋
アキレス腱	±	＋

【感覚検査】表在：左側を10とする 触覚：右上下肢軽度鈍麻（7/10） 運動覚：右股関節（正答数：3/5）、右膝関節（正答数：4/5）、右肘関節（正答：4/5）	【感覚検査】表在：左側を10とする 触覚：右上下肢軽度鈍麻（8〜9/10） 運動覚：右股関節（正答数：5/5）、右膝関節（正答数：5/5）、右肘関節（正答：4/5）
【脳神経検査】 Ⅻ：舌が右へ偏位、軽度構音障害あり	【脳神経検査】 Ⅻ：舌が右へ偏位、軽度構音障害あり
【バランス検査】 座位：左右への自動運動軽度可（左>右）。立ち直り反応あり（右方向やや遅延） 立位：両脚立位20秒保持可。片脚立位　右：1秒、左：5秒。	【バランス検査】 座位：左右への自動運動軽度可（左>右）。立ち直り反応あり（右方向やや遅延） 立位：両脚立位60秒保持可。片脚立位　右：5秒、左：10秒。
【高次脳機能検査】異常なし	【高次脳機能検査】異常なし

第6章　実習報告書例　1.　理学療法

【姿勢・動作分析】	【姿勢・動作分析】
端座位：独力保持可（1分程度）。左臀部へ偏重。体幹軽度右側屈、軽度屈曲位。 立位：独力保持可（30秒程度）。左下肢偏重。右股・膝軽度屈曲位。 立ち上がり：近位監視レベル。右足をやや前方に位置させ、左前方へ重心を移動させた後、独力にて立ち上がり可。 歩行：平行棒内にて軽介助レベル。右AFO装着。2動作揃え型歩行。骨盤後方介助。全足底接地後、膝伸展のロッキングが起こり、立脚期全般にて膝のロッキングがみられる。右立脚期は短縮し、立脚後半での股関節伸展はみられず。骨盤引き上げと体幹回旋にて、右下肢の前方振り出しを行い分回し歩行。トゥクリアランスは少ない。	端座位：独力保持可（1分程度）。左臀部へ偏重、体幹軽度右側屈、軽度屈曲位。（口頭支持にて正中位へ改善可） 立位：独力保持可（60秒以上可）。左下肢偏重。右股・膝軽度屈曲位。 立ち上がり：遠位監視レベル。右足をやや前方に位置させ、左前方へ重心を移動させた後、独力にて立ち上がり可。 歩行：平行棒内にて近位監視レベル。右AFO装着。2動作前型歩行。全足底接地後、立脚期全般にて膝軽度屈曲位。右立脚期はやや延長するも、立脚後半での股関節伸展はほぼみられず、体幹と骨盤の右回旋あり。骨盤引き上げと体幹回旋にて、右下肢の前方振り出しを行い分回し歩行。トゥクリアランスは改善傾向。
【ADL検査】FIM：90/126点 減点項目：食事6、整容6、清拭4、更衣（上衣）4、更衣（下衣）4、トイレ動作3、排尿6、排便6、ベッド5、トイレ4、浴槽4、歩行4、階段1、社会的交流6、問題解決6	【ADL検査】FIM：101/126点 減点項目：食事6、整容6、清拭5、更衣（上衣）5、更衣（下衣）5、トイレ動作4、排尿6、排便6、ベッド6、トイレ5、浴槽4、歩行5、階段5、社会的交流6、問題解決6

 問題点抽出（ICF にて） ●：阻害因子　○：促進因子

初期評価	最終評価
健康状態	
●脳出血（左被殻部）、●右片麻痺、●高血圧、●糖尿病	
心身機能・身体構造	
●右上下肢運動麻痺（随意性低下）	○右上下肢運動麻痺　軽度改善
●右上下肢関節可動域制限	●右上下肢関節可動域制限
●左上下肢、体幹筋力低下	●左上下肢、体幹筋力低下
●右筋緊張亢進・低下	●右筋緊張亢進・低下
●右上下肢感覚障害（表在・深部）軽度	○右上下肢感覚障害（表在・深部）軽度改善
●立位バランス能力低下	○立位バランス能力低下　改善
○構音障害　軽度	○構音障害　軽度
○血圧コントロール良好	○血圧コントロール良好
活動	
●歩行能力（軽介助レベル）	●歩行能力（近位監視レベル）
●ADL低下	○ADL低下　改善傾向
参加	
●活動範囲の狭小化	○病室内生活自立（車いす使用）
個人因子	
●高齢、○リハビリに対して前向き	
環境因子	
○妻（キーパーソン）と同居、○1階が居住スペース（バリアフリー）	

目標設定

	初期評価	最終評価
短期目標（2週間）	離床時間の延長 起居・移乗動作の安定性向上（近位監視レベル）	基本動作・移乗動作の自立 病棟内T字杖歩行（練習時）　近位監視レベル
長期目標（4週間）	基本動作・移乗動作の自立 病棟内T字杖歩行（練習時）　近位監視レベル	病室内ADL自立 T字杖による歩行距離の延長（近位監視レベル）

 治療プログラム

1. 右上下肢関節可動域運動
2. 左上下肢体幹筋力維持増強運動
3. 座位・立位保持練習（座位・立位バランス練習）
4. 起居（起き上がり、立ち上がり）・移乗動作練習
5. 歩行練習（平行棒内）　軽介助→近位監視
6. 車いす駆動練習

 考察

　本症例は、脳出血（左被殻部）にて右片麻痺を呈し、発症後1〜3週を経過した急性期の症例である。

　初期評価時、右上下肢のBr.SはⅣレベル、感覚障害は軽度、高次脳機能障害はなく、基本動作やADL動作においても要監視から軽介助レベルにあった。服薬による血圧コントロールも良好であり、早期から離床を進め、基本動作や起居・移乗動作の獲得（安定性向上）を短期目標として上記の理学療法プログラムを開始した。また、早期離床を図るため、看護部門へ病棟内での車いす乗車時間の確保を依頼し、並行して車いす駆動練習を実施した。

　約2週間程度の理学療法を実施した結果、右上下肢への関節可動域運動にて、可動域制限を有する関節への他動運動によるアプローチに加え、自動介助運動を組み合わせて行うことにより、発症後の経過とともに、麻痺側下肢の随意性の向上につながり、Br.SがⅤレベルに改善した。非麻痺側への筋力維持増強運動、基本動作練習、ADL練習、そして、病棟での臥床時間や活動量の増加により、非麻痺側の支持性が向上し、立位バランス能力が改善し、立位時間延長や立ち上がりや移乗動作の安定性向上、歩行能力向上（平行棒内近位監視レベル）につながった。

　これらの運動能力改善・向上に伴い、病棟内での“しているADL”も改善し

た。本症例は、リハビリに対して意欲的であり、いまだ回復期段階にあること
から、今後も、基本動作、歩行能力やADL能力の改善が見込まれる。また、
転院後の回復期病院での重点的なリハビリを経て、住環境やマンパワーが整っ
ている自宅復帰が期待される。引き続き、起居動作・移乗動作練習、歩行練習
を継続して実施する。

6-1-2

理学療法　脳卒中（回復期）：回復期リハビリテーション病院

 はじめに

　左中大脳動脈閉塞により右片麻痺を呈し、4カ月経った患者を評価、治療する機会を得たのでここに報告する。

 症例紹介

1. 一般的情報

60歳代後半　男性　172cm　68.2kg　BMI 23.1　右利き

2. 医学的情報

【診断名】左脳梗塞（中大脳動脈閉塞）　【障害名】右片麻痺

【合併症】糖尿病、高血圧　【主訴】歩行困難　【現病歴】X年Y月Z日、自宅にて右上下肢の脱力、頭痛、吐気が生じた。近所に住む長男に相談し、その日のうちに救急車にてA病院に搬送された。検査にて左中大脳動脈閉塞を認めた。当初、立位保持困難であったが、病棟内軽介助レベルの歩行まで回復し、Y＋3月当院に転院した。【既往歴】糖尿病、高血圧の既往がある。X－10年にB病院にて2型糖尿病と診断され、食事制限と投薬・服薬により症状は安定している。

■ 投薬状況

プラビックス®	抗血栓剤
サアミオン®	脳循環代謝改善薬
ブロプレス®	血圧を下げる
ジャヌビア®	血糖コントロール改善
アマリール®	インスリン分泌促進

■ 他部門からの情報

【医師】リハビリテーション実施時の最大血圧は収縮期血圧で180mmHgまで可能。　【ST】肩甲帯周囲筋の筋緊張を下げADL動作につなげたい。軽度の注意低下がある。　【看護師】歩行は見守りレベル。トイレは車いす駆動で自立レベル。

3. 社会的情報

【家族構成】妻とは死別し、現在は一人暮らしをしている。長男の家族は隣の市に在住。【主たる介護者】なし　【経済状況】年金のみ（厚生年金あり）【職業歴】現在、無職。X－8年まで会社員として働いていた。【居住環境】アパートの3階（エレベーターなし）

理学療法における検査・測定（評価日：Y＋4月）

1．全体像

車いす駆動自立。トランスファー自立。立ち上がり動作自立。歩行は見守りレベル。明るく、社交的で、リハビリテーションに積極的である。

2．Vital sign

BP：138/80mmHg、脈拍：82回/min　※運動前後で著変なし。

3．片麻痺機能検査

上田式 上肢V-2　手指Grade 9　下肢IV-2

4．感覚検査

右下肢の表在感覚（7/10）、運動覚（7/10）ともに軽度鈍麻。

5．筋緊張

1）安静時

右足関節底屈筋に中等度の痙性が認められる（修正AshworthスケールGrade 2）。右上肢の肩関節外転、肘関節伸展で軽度の痙性が認められる（修正AshworthスケールGrade 1）。

2）姿勢時

立位保持時に右肩甲帯の筋群の筋緊張が増加する。

3）動作時

立ち上がり動作時と歩行時に右肩甲帯の筋群とハムストリングス、および足関節底屈筋の筋緊張が増加する。

6．腱反射

上腕二頭筋腱反射……亢進　膝蓋腱反射……亢進

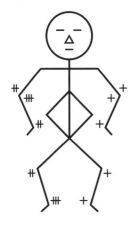

7. 病的反射　足クローヌス　右（＋）

8. ROM（active/passive）（degree）

初期	Rt	Lt
股関節屈曲	105/120	115/120
伸展	5/15	15/15
外転	15/25	25/30
膝関節屈曲	100/125	115/125
伸展	−5/0	0/0
足関節背屈膝屈曲位	5/10	15/15
足関節背屈膝伸展位	−5/10	15/15

9. MMT

初期	Rt	Lt
股関節屈曲	3	5
伸展	3	4
外転	3	4
膝関節屈曲	3	4
伸展	3	5
足関節背屈	2	5

※麻痺側のMMTは麻痺の影響があるため純粋な個別の筋力としては判定できないが、分離運動が可能であったことから、どの程度の筋出力が可能かを評価するために測定した。

10. HDS-R　30/30点

11. 線分抹消試験　36/36

12. 静止立位での右下肢荷重

左38kg 右30kg、最大右荷重：左10kg 右58kg

13. 片脚立位

左下肢支持：6.1秒、右下肢支持：膝折れが生じ不可。

※左下肢で片脚立位を保持する際、右上肢帯と肩甲帯周囲筋の筋緊張が増大する。

14. 基本動作

寝返り、起き上がり、座位、立ち上がり動作は自立。

立位：右に50～55kg荷重した場合、膝折れが生じることが多い。

15. 10m歩行

歩数：20歩、時間：16.6秒、速度：約36.1m/分、ケイデンス：72.3歩/分

16. 歩行分析

1）独歩・見守りレベル

　右下肢遊脚期における左下肢への重心移動が不十分なため、右足部の十分なクリアランスを確保できず、突っかかる場面がみられる。そのため、右下肢遊脚後期における膝関節伸展と足関節背屈が不十分であり右踵接地はなく、全足

底接地に近い状態になる。その後、右下肢立脚中期に体重心を右下肢で支える
ことができず、膝折れが生じる場面が多く観察される。この時の大腿四頭筋の
筋出力を触診により確かめると、十分な収縮がなされていないことが確認でき
た。歩行全体において筋緊張が増大するため、骨盤帯の回旋や肩甲帯・上肢の
運動は少ない。

2) 膝折れ抑制のために大腿四頭筋の収縮を促した場合

右下肢立脚前期から右下肢立脚中期にかけて触診により大腿四頭筋の筋収縮
を確かめたが、体重心を支持できるだけの収縮は確認できなかった。しかしな
がら、膝伸展モーメントを発生させるための大殿筋の筋出力は十分に発揮でき
ていた。

3) 軟性シューホーンブレース装着により足関節背屈を代償した場合

右下肢遊脚期におけるクリアランス減少は改善した。しかしながら、右下肢
立脚前期から右下肢立脚中期にかけてシューホーンブレースにより下腿が前方
に押し出され、膝関節屈曲角が大きくなり膝折れを助長する結果になった。

17. 最大歩行距離　約200m

18. ADL評価　FIM　合計114/126点

項目			点数	記載事項
運動項目	セルフケア	食事	7	箸，スプーン，フォーク使用し自立
		整容	7	
		清拭	5	転倒予防のため要監視
		更衣・上半身	7	
		更衣・下半身	7	
		トイレ動作	6	手すりが必要。時間が多少かかる
	排泄コントロール	排尿管理	7	
		排便管理	7	
	移乗	ベッド・いす・車いす	7	
		トイレ	6	手すりが必要
		浴槽・シャワー	6	手すりとシャワーいすが必要
	移動	歩行・車いす	6	車いすでなら自立
		階段	1	現時点で未実施
認知項目	コミュニケーション	理解	7	
		表出	7	
	社会的認知	社会的交流	7	
		問題解決	7	
		記憶	7	
Total			114/126	

統合と解釈

　本症例は発症後に立位保持困難にまで機能が低下したが、現在、病棟内見守りレベルの歩行が可能になるまで改善した。また、アパートの３階（エレベーターなし）に一人暮らしをしているとのことから、退院後の生活には屋外での自立歩行や階段昇降はもちろんのこと、家事動作の獲得も必要になる。さらに、近くのスーパーマーケットまでは約800mの距離があるため、持続的な歩行能力も必要となる。

　OTが指摘する軽度の配分性注意力低下については、日常生活やリハビリテーションを妨げる因子とはならない程度と判断されるため、できるだけ早期に移動能力の改善（実用的な独歩や階段昇降の自立）目指したい。歩行において大きな問題点となるのは、麻痺側（右下肢）立脚中期での膝折れ、および遊脚期でのクリアランス減少である。右下肢の踵接地前には膝関節は屈曲位であるため、立脚中期には膝折れが生じる。この原因として膝関節を伸展位に保持するための大腿四頭筋の筋出力が減少していることと、歩行時のハムストリングスの筋緊張が亢進していることが挙げられる。右膝関節の分離運動は可能なので共同運動の抑制ではなく、右大腿四頭筋の活動性を改善すべく左下肢のステップによる右下肢CKCを取り入れた支持性向上のための体重移動トレーニングを取り入れるべきだと考える。歩行時に高緊張になるハムストリングスは膝関節屈曲に作用するため、ハムストリングスの筋緊張を改善するためのストレッチも不可欠だと考える。右下肢遊脚期におけるクリアランスの減少は、シューホーンブレースの使用により改善がみられたことから足関節の随意性の問題と言える。また、膝関節伸展時での足関節背屈可動域よりも膝関節屈曲時での足関節背屈可動域が大きかったことからも下腿三頭筋、特に腓腹筋の筋緊張亢進とそれに伴う短縮が随意性の問題の１つの要因と考える。

　そのため、足関節背屈の可動域を拡げ、下腿三頭筋の筋緊張を改善するために十分なストレッチが必要と考えられる。これらのことが改善されれば、麻痺側立脚後期に膝関節は伸展位に、足関節は背屈位に保たれ、膝折れが生じないため、その後の非麻痺側への体重移動もスムーズに行えると考えられる。また、未実施の階段昇降時にも同様の効果が期待できると考えられる。さらに、自宅復帰に必要な持続的な歩行能力を確保しなければならないため、病棟での積極的な歩行練習が欠かせない。しかしながら、本症例は糖尿病を合併しているため、易疲労性に注意を払いながら歩行距離を伸ばすべきである。

第6章 実習報告書例 1. 理学療法

問題点抽出

1. 健康状態
脳梗塞（左中大脳動脈閉塞）
2. 身体機能と構造
＃1 右側大腿四頭筋活動性低下
＃2 右側足関節背屈筋随意性低下
＃3 右側足関節背屈ROM制限
＃4 歩行時右側下腿三頭筋・ハムストリングス筋緊張亢進
＃5 右下肢感覚軽度鈍麻
3. 活動制限
＃6 病棟内歩行見守り（♯1-5）
＃7 階段昇降困難（♯1-5）
＃8 トイレ・入浴で軽介助（♯1-5）
4. 参加制限
＃9 自宅復帰困難（♯6-8）
5. 環境因子
＃10 アパートの3階（エレベーターなし）
6. 個人因子
♭ リハビリテーションへの意欲的な参加

 目標設定

1. Short Term Goal（2週間以内）	2. Long Term Goal（6週間以内）
病棟内自立歩行、二足一段での階段昇降自立	屋外での自立歩行（T字杖使用）、一足一段での階段昇降自立

 治療計画

1. 下腿三頭筋とハムストリングスへの徒手によるストレッチ、傾斜台を用いた足関節背屈位保持
2. 膝関節伸展から軽度屈曲までのスクワット（CKC）
3. ブリッジ（股関節伸展力・ハムストリングスの調整）
4. 右下肢荷重（CKC）での左下肢のステップ（大腿四頭筋の活動性と下肢の支持性の改善）
5. 左下肢荷重での右下肢の振り出し（ハムストリングスの筋緊張抑制と背屈運動の改善）
6. 左下肢荷重で10cm台への右下肢ステップ（左下肢への重心移動の学習）
7. 階段昇降（二足一段）
8. 15cm台への右下肢からの昇降（一足一段昇降）

※病棟内歩行は常に実施。

治療項目	1週目	2週目	3週目	4週目	5週目	6週目	7週目
1						→	
2			→				
3, 4					→		
5, 6						→	
7, 8							→

経過の要約（リハビリテーション開始後）

2週	病棟内歩行自立、病棟内歩行400m可能。
3週	病棟内歩行600m可能。
4週	二足一段での階段昇降自立、病棟内歩行600m可能。屋外歩行400m可能。屋外歩行にて信号も問題なく渡る。
5週	外泊（長男の付添あり）問題なし。二足一段で自宅アパート3階まで昇降可能。屋外歩行600m可能。坂道歩行も上り、下りともに可能。
6週	屋外歩行800m可能。

最終評価（変化点のみ、評価日：Y＋5.5月）

1. 片麻痺機能検査

上肢Ⅵ（スピードテスト左11.2秒、右13.3秒）、手指Grade10、下肢Ⅴ-2

2. 筋緊張

1）安静時	下肢の足関節背屈に軽度の痙性が認められる（修正Ashworthスケール Grade 1）
2）姿勢時	立位保持時の肩甲帯の筋緊張増加は軽減。
3）動作時	歩行時のハムストリングス、および足関節底屈筋の筋緊張増加が多少残る。

3. ROM（active/passive）（degree）

初期	Rt	Lt
股関節屈曲	115/120	120/130
伸展	10/15	15/15
外転	20/25	25/30
膝関節屈曲	110/125	115/125
伸展	0/0	0/0
足関節背屈膝屈曲位	10/15	15/15
足関節背屈膝伸展位	5/10	10/15

第6章　実習報告書例　1. 理学療法

4. MMT

初期	Rt	Lt
股関節屈曲	4	5
伸展	4	4
外転	3	4
膝関節屈曲	3	4
伸展	4	5
足関節背屈	3	5

※麻痺側のMMTは麻痺の影響がある
ため純粋な個別の筋力としては判定
できないが、分離運動が可能であっ
たことから、どの程度の筋出力が可
能かを評価するために測定した。

5. 静止立位での右下肢荷重

左35kg 右32kg、最大右荷重 左5kg 右62kg

6. 片脚立位

左下肢支持：12.8秒、右下肢支持：2秒未満（膝折れは生じない）

7. ADL FIM 124点

トイレ動作や移乗など補助具等を使用せず転倒の危険性も少なく自立。

【減点項目】

浴槽・シャワー	手すりを使用（減点1）
階段昇降	二足一段での昇降なら介助は必要ないが、転倒予防のため手すり使用（減点1）。

8. 10m歩行

歩数：12歩、時間：9.2秒、速度：約65.2 m/分、ケイデンス：78.3歩/分

9. 歩行分析

左下肢への体重移動がスムーズになり、右下肢遊脚期のクリアランス（約3cm）が確保された。また、右下肢への荷重時に発生していた膝折れが改善した。

10. 最大歩行距離　約800m

11. 階段昇降

二足一段は自立レベル（手すり使用）。左下肢からの降段を行うと、右下肢の支持性が多少不足しているため不安定性が残る。そのため、手すりを使用しての一足一段は、現段階では要介助レベル。

12. 問題点

1）身体機能と構造
＃1 右側大腿四頭筋活動性低下
＃2 歩行時右側下腿三頭筋・ハムストリングス筋緊張亢進
＃3 右下肢感覚軽度鈍麻
2）活動制限
＃4 一足一段での階段昇降困難（＃1-3）
＃5 入浴での手すり（＃1-3）
3）参加制限
＃6 自宅復帰困難（＃4-5）（浴室への手すりの設置）

 考察

　本症例は基本的に一人暮らしの生活環境にあり、日常生活全般における動作の自立が求められる。初期評価時点の問題点として、右大腿四頭筋の活動性低下による歩行時の膝折れと右足関節背屈運動の随意性低下による右遊脚期のクリアランス減少があった。これらの問題点に対し、大腿四頭筋の筋出力を引き出し、ハムストリングスの筋緊張異常を抑制するためのスクワットやステップ動作等のトレーニングをまず実施した。同時に、足関節背屈の随意性向上のために下腿三頭筋の入念なストレッチを行い、筋緊張異常と短縮および可動域制限を改善した。また、歩行可能距離も順調に増加し、最終評価時点で極度の疲労なく30分間、800mまで歩行可能となった。退院して自宅復帰可能なレベルと考える。

　膝折れが軽減してきた時点で階段昇降トレーニングを取り入れた。本症例はアパートの3階まで自力で階段昇降を行う必要があるため、病棟の階段を用いて二足一段でのトレーニングを行った。開始当初は右足部のクリアランスが足りず、つま先を段差に引っ掛ける現象が散見されたが、左下肢への十分な体重移動を狙ったトレーニングや右下肢の股関節屈曲と膝関節屈曲の分離動作の改善、足関節背屈の随意性の向上により手すりを使用しての二足一段の階段昇降は自立レベルまで回復できた。自宅の浴室には手すりがなく、転倒のリスクが考えられるため、手すりの設置を検討すべきだと考える。

　退院に向けた指導も必要だと考える。特に、退院後一人暮らしとなるため、活動性や持久性を維持、改善すべきである。そのため、質の高い生活が送れるようストレッチなど自分自身で取り組めるエクササイズの指導が求められる。また、自己管理を怠らないよう一日の活動量を記録する習慣も必要だと考え、これらの退院時指導を行う予定である。

6-1-3

パーキンソン病：介護老人保健施設

 ## I はじめに

　介護老人保健施設は「要介護者であって、主としてその心身の機能の維持回復を図り、居宅における生活を営むことができるようにするための支援が必要である者に対し、施設サービス計画に基づいて、看護、医学的管理の下における介護及び機能訓練その他必要な医療並びに日常生活上の世話を行うことを目的とする施設（介護保険法第8条第28項）」と定義されている。基本方針は「介護老人保健施設は、施設サービス計画に基づいて、看護、医学的管理の下における介護及び機能訓練その他必要な医療並びに日常生活上の世話を行うことにより、入所者がその有する能力に応じ自立した日常生活を営むことができるようにすることとともに、その者の居宅における生活への復帰を目指すものでなければならない（介護老人保健施設の人員、施設及び設備並びに運営に関する基準第一条の二［平成11年厚生省令第40号］）」である。すなわち介護老人保健施設は、在宅復帰、在宅療養支援のための地域拠点、リハビリテーションを提供する機能維持・改善の役割を担う地域施設サービスといえる。

　本利用者は、発症後10年にわたり主介護者の妻と2人で在宅生活するパーキンソン病者である。移動能力低下による在宅生活困難から、介護老人保健施設に入所しサービス提供を受けることになった。

 ## II 症例紹介

　1．一般的情報

70歳代後半　男性　BMI：24.9

　2．医学的情報

【診断名】特発性パーキンソン病　【主な障害歴】診断前から現在：非運動症状（嗅覚障害→REM睡眠行動障害→下肢疼痛→排尿障害）、診断後から現在：運動症状（歩行障害→軽度嚥下障害）、合併症（不随意運動障害→日内変動）。

【主訴（要望）】　移動能力を向上させ、在宅生活に戻りたい。　【現病歴】10年前より発症。近医神経内科にて薬物療法を継続中。手術療法（脳深部刺激、Deep Brain Stimulation：DBS）をすすめられたが、実施に至っていない。

【既往歴】　特記すべき事項なし。　【その他の医学的情報】神経内科に6週に1回の間隔において外来通院。パーキンソン病治療薬を1日4回に分け服用。

　3．社会的情報

【家族構成】専業主婦の妻との二人暮らし。子どもは2人。遠方にて所帯を構え、

介護者としての役割を担うことはできない。

【主たる介護者】妻　**【経済状況】**年金生活、収入なし　**【職業歴】**銀行員（経理）、定年退職　**【居住環境】**2階建ての一軒家、持ち家。1階で生活。最寄り駅は徒歩15分。　**【その他】**要介護3

Ⅲ 理学療法

1. 介護老人保健施設内での理学療法[1]

　介護保険分野のリハビリテーションの展開を参考に実施する（**図1**）。医療保険下での病院施設内では、病院が本来持つ機能から入院する患者の心身機能へのアプローチ（国際障害分類初版：ICIDH［因果モデル］）に偏りやすいが、介護保険下での地域サービスは、入所する利用者の心身機能・活動・参加への3つのアプローチ（国際生活機能分類：ICF［相互モデル］）が求められている。したがって、本利用者の理学療法における検査・測定、評価、運動療法について、独立する3つのアプローチを並行実施する。

図1　介護保険領域におけるリハビリテーションの展開

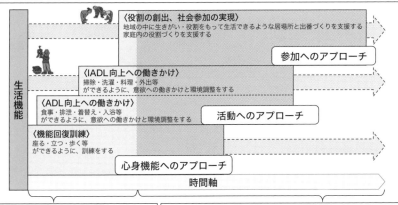

参考文献1）, P5：一部改変

2. 検査・測定[2]

　一般的なパーキンソン病の自然経過（正確には、薬物療法による副作用の影響を含む）の全体像を把握し、リハビリテーションを展開する（**図2**）。医師による診断前の期間（Prodromal PD）において顕在化された長い期間（40

年近く）の経過において、非運動症状が現れ、次第に運動症状、そして長期の薬物療法による合併症が重層し、症状が悪化することになる。本利用者は、診断後10年ほど経過しており、「1. 非運動症状（便秘、REM睡眠行動障害、日中の眠気、嗅覚障害、うつ病、疼痛、疲労、軽度認知障害、排尿障害、起立性低血圧など）」「2. 運動症状（運動緩慢、筋強鋼、振戦、嚥下障害、姿勢の不安定性、すくみ足、転倒など）」「3. 合併症（日内変動、ジスキネジア、精神疾患など）」の3領域の症状が重複し、多彩な症状がみられている。このことが本利用者およびその主たる介護者である妻の介護負担を増加させる原因となっている。

図2　臨床症状およびパーキンソン病進行の時間経過

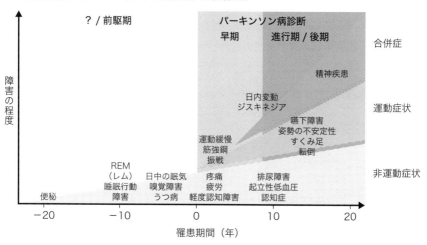

出典2）Kalia LV, Lang AE：Parkinson's disease. Lancet 9：386：896-912, 2015. 一部改変

3. 評価

　評価は、「1. 非運動症状」「2. 運動症状」「3. 合併症」の3領域（図3）に対して測定・評価が可能なMovement Disorder Society-Sponsored Revision of the Unified Parkinson's Disease Rating Scale（MDS-UPDRS）を用いる。運動症状についてのみパフォーマンス測定を追加した。歩行能力の指標としての「10m最大努力歩行時間（秒）」、移動能力の指標としての「Timed Up & Go test（TUG）（秒）」、下肢筋力の指標として「Hand held dynamometerを用いた膝伸展筋力（kgf）」である。また、施設での運動実施が生活の場において継続しているかを確かめるために、運動実施に関する自己効力感についての評価を実施した[3]。

4. 運動療法

　運動症状には、標準的理学療法（週3回、1回1時間程度の個別理学療法）を実施した[4]．非運動症状および合併症については、パーキンソン病に特有な病態の理解を促すために、理学療法士と対面において利用者教育を実施した。また、施設内での運動療法を在宅においても実施可能で運動習慣に結びつくよう、在宅で応用可能な運動を本利用者と協議した上で、個別対応でのリーフレットを作成し、それに準じた運動療法を取り入れた。家庭内での役割づくりを支援するために、入所前の家庭内での役割を妻から聴取後、本利用者、妻、理学療法士の三者において家庭内役割達成に向けた方策を協議した。

5. 事前・事後の変化

MDS-UPDRS （図3）	非運動症状（パートⅠ）、運動症状（パートⅡ・Ⅲ）、合併症（パートⅣ）の3症状領域すべてに改善した。運動症状については他の2領域との比較において改善の程度が高く、標準的理学療法の効果が得られた。
身体機能（運動症状） （図4）	10m最大努力歩行時間は低下（観察により歩行率は低下し、歩幅の増加がみられた）したが、TUGおよび膝伸展筋力は増加した。
自己効力感（運動習慣） （図5）	介入後は、介入前との比較において運動実施の自己効力感が向上した。本利用者の在宅復帰を見据え、立案した運動療法が奏功したといえる。

図3　MDS-UPDRS得点（非運動症状・運動症状・合併症）の介入前・介入後における変化

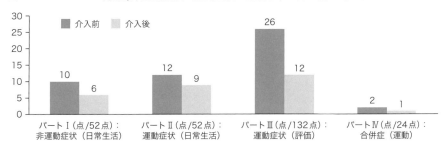

MDS-UPDRS：Movement Disorder Society-Sponsored Revision of the Unified Parkinson's Disease Rating Scale

図4　身体機能（運動症状）の介入前・介入後における変化

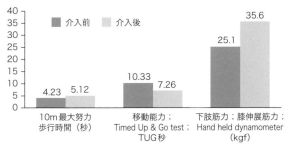

図5　自己効力感（運動習慣）の介入前・介入後の変化

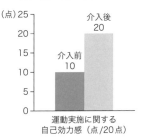

第6章　実習報告書例　1. 理学療法

まとめ

　介護保険下の保険給付により運営される介護老人保健施設内でパーキンソン病に罹患した利用者における理学療法を提示した。パーキンソン病は、罹患期間が長くなるに従い、症状が多彩かつ変動しながら重症化する特徴がある。その経過の中で、施設内サービスの理学療法実施にあたり、重要なのはいかに在宅生活を見据えた心身機能、活動そして参加へのアプローチを立案できることとといえる。

参考文献

1）リハビリテーションについて．資料-1参考，医療と介護の連携に関する意見交換会（第2回）議事次第，平成29年4月19日．https://www.mhlw.go.jp/stf/shingi2/0000162533.html
2）Kalia LV, Lang AE：Parkinson's disease．Lancet　9：386：896-912，2015．
3）中山健，川西正志：人的支援が高齢者の運動実施に対する自己効力感にあたえる影響に関する研究．生涯スポーツ学研究　2：23-9，2004．
4）松尾善美編著，奈良勲監修：パーキンソン病の理学療法，第1版．医歯薬出版，104-6，2011．

6-1-4

復職に向け屋内歩行および上肢機能改善を目指した不全頚髄損傷（C5）：リハビリテーション病院

I はじめに

　今回、原疾患に後縦靭帯骨化症（OPLL）を有しており、スポーツ転倒により頚髄損傷不全四肢麻痺を呈し、移動を含むADLに制限をきたした症例を担当する機会を得た。復職を希望しており、その可能性を考えながら評価・介入する機会を得たので、その結果を以下に報告する。

II 症例紹介

1. 一般情報

40歳代　男性　中肉中背　173cm　68kg　BMI：22.7kg/m²

2. 医学的情報

【診断名】後縦靭帯骨化症（OPLL、C3/4）、頚髄損傷（C5）【障害名】不全四肢麻痺　AIS（ASIA Impairment Scale）：D、改良フランケル：C2 【合併症】膀胱直腸障害【現病歴】スノーボード滑走中に後方転倒し、後頭部を雪面に強打した。その直後から両手足が動かないとの理由で救急車を要請し、救急救命センターに搬送された。MRI所見にてC3/4のOPLLが判明し、C3-5の狭窄部位を確認した。転倒時の頚椎過伸展による狭窄部位圧迫が原因と考えられた。同日、緊急でC3/4椎弓切除術施行。術後低Na血症あり、中枢神経障害に合併したバゾプレシン（抗利尿ホルモン）分泌過剰症の診断でNaCl内服開始。9病日に嘔吐と徐脈、一過性の完全房室ブロック、洞停止があり体外ペーシングと服薬（プレタール・リズミック）開始。20病日に徐脈改善しペーシング抜去し服薬中止した。

■ 障害歴

受傷直後	感覚は感覚両上肢圧覚正常、C6~Th2知覚過敏、下肢触覚中等度鈍麻。筋力は上腕二頭筋4/3、腕橈骨筋3/3、以下0。反射は障害レベル以下の髄節消失。
7病日の所見（歩行予後予測に必要な所見）	AIS:C　改良フランケルC1、神経分類国際標準化（ISNCSCI）の評価（ASIA評価）Motor Score L3（3/3）、S1（1/1）、light touch Score L3（1/1）、S1（0/1）。
50病日	当院入院。
80病日	実習担当開始。

【既往歴】3歳時に下肢熱傷し、広範囲に皮膚瘢痕は残るが拘縮や運動障害はない。

■ その他医学的情報（入院時50病日）

排尿	前医で留置カテーテル抜去後、自排尿あり。
排便	下剤、座薬でコントロール中。特にリスクはない状態。
神経分類国際標準化（ISNCSCI）の評価	Motor Score26点/26点（左右各50点満点）、（上肢9点、下肢18点）、Sensory Score light touch 27点/31点、Pin prick 21点/29点（左右各56点満点）。
AIS	C
改良フランケル	C1

■ 他部門からの情報（85病日）

【医師】神経学高位C5不全麻痺（AIS：D）。中心性頚髄損傷に近い状態で機能的左右差あり（麻痺：上肢＞下肢、右＞左）。屋内歩行獲得とデスクワーク中心の復職ができればよい。【看護師】疲労感強くADLに支障あり。本人の体力を考慮してADL拡大と排便コントロールを目指していく。【ST】下肢に比べ上肢機能の障害が重く、両手に痺れ痛みがある。車いす駆動獲得やADL改善に上肢機能およびバランス改善への介入していく。【MSW】妻のもとに帰り、仕事も近くの支店勤務を希望している。妻も仕事を持っているため日中独居となる。

3. 社会的情報

【家族構成】妻と2人家族。本人は遠方に単身赴任中であった。退院後は同居予定。【主たる介護者】妻（定職あり）【経済状況】保険および夫婦共働きで現在問題ないが、退院後は本人の復職次第。【職業歴】会社員勤続25年。現在支店長でデスクワーク中心の勤務内容。【居住環境】現在、遠方単身赴任中で本人は社宅アパート（2F）に住んでおり、妻は賃貸1Kマンションに住んでいる。退院後は妻の元に戻るための転居を考えている。【その他】身体障害者手帳を申請予定。介護保険も利用可能で申請予定。

 ## 理学療法における検査・測定 （初期：80～85病日、終期：140～145病日）

	初期評価（80～85病日）	終期評価（140～145病日）
1. 全体像	車いすにて来室。物静かではあるがコミュニケーションは良好。リハビリに関しては積極的。	車いす移動が自立し、院内を車いすでよく動いている。
2. 主訴	起き上がれない。歩けない。	両肩が痛い、手の痺れ。
3. 希望	歩いて沢釣りや温泉に行きたい。釣りをしながら死ねたら本望だ。復職したい。	歩行能力を上げたい。外食や温泉入浴に行きたい。復職。
4. 機能障害の程度	AIS：D　改良フランケルC2	AIS：D　改良フランケルD1

5. 感覚検査	触覚：C6以下中等度鈍麻、上肢右6/10、左7/10。下肢右4/10、左5/10　痛覚：C6以下中等度鈍麻、上肢左右とも5～6/10。Th10以下重度鈍麻（火傷の瘢痕の影響あり）、下肢右0、左3～4/10。腹部2/10　両手に痺れ・痛み・浮腫を伴う　位置覚：膝関節右中等度鈍麻、左軽度鈍麻	触覚：著変なし。　痛覚：上肢左右7/10、下肢右3/10、左5/10　両手に痺れ・痛み・浮腫軽減　位置覚：膝関節右軽度鈍、左正常域
6. 筋緊張検査（MAS）	肩内転筋2/1＋、手内筋2/1＋、股関節内転筋2/1＋。起座位から臥床時に一過性の全身伸展痙縮あり	変化なし
7. 基本動作観察	①寝返り：口頭指示。左下肢蹴り出しを力源としている　②起き上がり：全介助。上肢支持使えず、上体も起こせず　③端座位バランス（国際ストークマンデビル車いす競技連盟ISMWSF基準の鷹野改版：Poor　④ベッド車いす間移乗：中等度介助。トランスファーボード必要　⑤移動：車いす要介助、50m程度両手あるいは左足で駆動可能　⑥立位：中介助。膝伸展支持可能　⑦歩行：全介助。膝折れあり補装具必要　WISCIⅡ：3	①寝返り：自立。下肢蹴り出しを力源としている　②起き上がり：ベッド柵を利用すれば自立　③端座位バランス：Good　④ベッド車いす間移乗：自立　⑤移動：車いす両手駆動で自立　⑥立位：立ち上がり軽介助　　　　つかまり立位保持要監視　⑦歩行：肘着き歩行器にて要監視50m以上可能　WISCIⅡ：8
8. ADL（FIM）	ADL全介助。運動項目14点/91点満点、認知項目35点/35点満点。　両手把持動作不可。	ADL一部介助（食事、整容、移乗、移動）に改善。運動項目51点/91点満点。両手把持動作一部可能。認知項目変わらず。

		MMT 初期→終期		ROM-T 初期→終期	
		Rt	Lt	Rt	Lt
股関節	屈曲	3→4	3→5		
	伸展	2→3	3→4		
	外転	1→2	2→3		
	内転	3→3	3→4		
	外旋	2→4	3→4		
	内旋	2→2	2→3		
膝関節	屈曲	3→4	4→4		
	伸展	3→4	4→5		
足関節	背屈	2→3	3→4		
	底屈	3→4	4→4		

足趾	屈曲	3→3	3→4		
	伸展	3→3	4→5		
体幹	屈曲	2→3			
	伸展	2→4			
肩甲骨	挙上	5→5	5→5		
肩関節	屈曲	3→3	3→4	160→120	140→135
	伸展	2→3	2→3		
	外転	3→3	3→4		
	内転	1→2	1→2		
	外旋	3→3	3→3	75→45	45→45
	内旋	3→3	2→3		
肘関節	屈曲	3→4	3→4		
	伸展	1→1	1→2		
手関節	背屈	1→3	1→3	50→50	50→50
	掌屈	1→1	1→3		
手指	屈曲 指尖〜掌	1→2	1→2	2横指 →0横指	2横指 →0横指
	伸展	1→2	1→2		

※ROM-Tは異常のみ記載

 ## 初期問題点抽出（ICF）

健康状態		
#1 OPLL（C3/4）　#2 外傷性頚髄損傷（C5）　#3 不全四肢麻痺（AIS：D）		
心身機能・身体構造	**活動**	**参加**
#4 筋力低下（特に上肢と殿筋群、右＞左の左右差） #5 関節可動域制限（特に上肢） #6 筋緊張亢進 #7 感覚障害（中程度） #8 膀胱直腸障害 ♭1 上肢に比べ下肢・体幹は良い ♭3 尿意あり	#9 起き上がり全介助 #10 移乗中介助 #11 立位歩行中〜重介助 　（膝折れリスクあり） #12 移動介助（車いす使用） #13 ADL困難（全介助） ♭4 端坐位保持可能 ♭5 車いす駆動短距離可能	#14 行動範囲狭小 #15 在宅復帰困難 #16 復職困難 ♭6 管理職でデスクワーク中心 ♭7 休業保障（1.5年）あり
環境因子	**個人因子**	
#17 単身赴任（職場・現住所は遠方、勤務先変更と住宅の転居が必要） #18 妻は日中仕事で不在 ♭8 妻と職場は協力的	#19 両下肢広域に幼少時の火傷痕あり ♭9 火傷による運動障害はない ♭10 元々運動好き	

目標設定

STG（2週後）	移乗要監視～軽介助
LTG（退院時4カ月後）	屋内4点歩行器歩行による移動自立。両ロフストランド歩行と電動車いす併用での屋外移動自立。ADL一部介助～自立。

 治療計画と経過

内容／期間	～2週	～4週	～6週	～8週	～10週
四肢体幹ROM ex、リラクセーション	←				→
起居動作練習	← 端坐位バランス・上肢支持・起き上がり練習			起き上がり自立	→
移乗練習	移乗要監視			移乗自立	
車いす駆動	← 院内移動自立	→			
立位歩行練習	← 介助立位とサドル付歩行器 院内移動自立	免荷式歩行器（オールインワン→ポポ） 院内移動自立		肘着き歩行器要監視 院内移動自立	→

■ **変化点**

● 全身の筋力が向上し、移乗動作自立、ベッド柵につかまっての起き上がり動作自立、車いす駆動院内自立、肘着き歩行器歩行要監視のレベルに改善した。

■ **今後の目標**

STG（2週）	ベッド柵につかまらずに起き上がり自立。病棟での肘着き歩行器歩行自立。
LTG（2カ月後の退院時）	初期時と同様。

 考察

1. 統合と解釈

　本ケースは原疾患にOPLLを有しており、単身赴任中にスポーツ転倒外傷により不全四肢麻痺を呈したケースである。麻痺の程度は当初重度であったが、実習担当時は下肢の抗重力活動が向上中で歩行獲得と復職が本人の希望であった。

　身体的状況は体幹・下肢機能に比べ上肢機能障害が重く、左側に比べ右側の麻痺が重い左右差を有していた。上肢機能は近位部の抗重力活動が可能だが弱く、両手指の随意性はわずかに動く程度と痺れ・浮腫を有しており、セルフケア全般に全介助であった。車いす移動では上肢による駆動が困難で、PT室までの移動は介助を要していた。体幹・下肢は要介助で立位・移乗が可能な状況

であったが、歩行においては膝折れリスクやバランス不安定性があり、介助歩行が困難な状態であった。これらは右下肢や殿筋を中心とした下肢・体幹筋力低下と上肢による支持が困難なことと感覚障害が要因と考えた。また、肩内転筋や手内筋、股関節内転筋の筋緊張が亢進しており、上肢関節可能域制限の進行や歩行不安定性に影響していると考えた。

2. 予後予測と目標設定、プログラムについて

急性期医療情報から福田らの改良フランケル分類による麻痺回復の推移表[1]とMiddendropらの予後予測法[2]を用い、また回復期情報から古関らの予後予測法[3]を用いての歩行獲得の可能性を算出してみた。その結果、受傷7日以内に改良フランケルC1であった症例が6カ月以降に歩行可能なD1以上になる確率は61%、D2以上になる確率は36%であった。1年後に屋内歩行を獲得する可能性は約78%、7カ月前後の歩行獲得状況は屋内歩行自立と導き出された。

この結果から本症例は屋内歩行自立の可能性が高く、屋外は車いすとの併用レベルと予測して、長期目標を屋内4点歩行器歩行による移動自立と両ロフストランド歩行と電動車いす併用での屋外移動自立とした。ADLに関しては両上肢の麻痺が強いため、自助具などを使用して自立（整容・食事など）～一部介助（排便動作など）考えた。また復職時の通勤を想定すると、屋外移動は長距離移動が可能な電動車いすを使用することがよいと考えた。短期目標は、下肢機能の状態がよく病棟生活で獲得してほしい動作として移乗介助量の軽減を目標とした。

介入プログラムは、まず運動能力低下と筋緊張亢進からくる可動域制限に対して、両上肢を中心にしたROM exやストレッチなどを含めたリラクセーションを行い、運動がしやすい身体状態を整えた。その後、主要な問題点で下肢体幹筋の筋力低下を改善するために、起き上がりを中心とした起居動作や移乗練習、立位歩行練習への介入を行った。また、院内移動の自立と日常的な身体運動の確保として車いす駆動の指導・練習を行い、上肢機能の改善もはかった。

3. 結果について

介入の結果、体幹・下肢筋力の改善がみられ端坐位バランスが改善し、起き上がりや移乗動作が自立に至った。ニーズの1つでもある「温泉に入る」ことを考えると、床からの起き上がりや立ち上がり動作の獲得も必要であり、今後のプログラムに床への移乗や床上での起き上がり、立ち上がり動作練習を検討する必要がある。歩行については右下肢筋力低下や感覚障害の影響と上腕三頭筋や手指筋の改善に難渋しており、肘支持によるU字型歩行器歩行で監視レ

ベルであった。長期目標である4点歩行器歩行や両ロフストランド杖歩行獲得のために、今後は上肢支持性の向上や右下肢、殿筋群を中心の筋力強化のためのプログラムが必要と考える。具体的には上肢を活用した起居動作練習（たとえば起き上がりや四つ這い位での上肢支持など）や床上への介助移乗練習、立ち上がりなど関節中間位コントロールによる筋力強化を図っていきたい。

　将来的に復職はデスクワークであれば可能と思われるが、勤務先や住所の変更、車いす・クッションの選定、通勤方法や日常生活補助具の検討も今後必要があると考える。

参考文献

1）福田文雄，ほか：改良Frankel分類による頸髄損傷の予後予測．リハビリテーション医学 38：29-33，2001.
2）van Middendorp JJ, Hosman AJF, Donders ART, et al：A clinical prediction rule for ambulation outcomes after traumatic spinal cord injury：a longitudinal cohort study. Lancet 377：1004-10，2011.
3）古関一則，吉川憲一，前沢孝之，ほか：脊髄不全損傷者の歩行能力の予後予測に関する研究－リハビリテーション病院における後方視的検討－．理学療法学 42（3）：271-9，2015.

第6章　実習報告書例

1. 理学療法

6-1-5

左大腿骨頚部骨折にて人工骨頭置換術を呈した症例（人工骨頭置換術後）：一般病院

I はじめに

今回、左大腿骨頚部骨折にて人工骨頭置換術を呈した症例を経験した。手術後1日目から退院まで一貫して介入することができたので、ここに報告する。

II 症例紹介

1. 一般的情報

70歳　女性　156.0cm　46.0kg　BMI：18.9

2. 医学的情報

【診断名】左大腿骨頚部骨折　【現病歴】買い物から自宅へ戻り、玄関の上がり框に上がる際バランスを崩し左後方に転倒した。右手に買い物袋と左手にバッグを把持し両手ともふさがっている状態だった。リビングにいた夫の電話により救急搬送され入院となる。【既往歴】高血圧、骨粗鬆症　【家族歴】患者本人の両親（すでに他界）がいずれも癌。父：肺癌、母：乳癌。【画像所見】Garden stage Ⅳ　【その他医学的情報】主治医：手術は後外側アプローチにて行った（セメントあり）。荷重は痛みのない範囲内で進めてよい。股関節短外旋筋群や後方関節包の切開も行っているため、後方脱臼に特に注意してほしい。術後プロトコールに沿ったリハビリテーションで実施可能。

【他部門からの情報】看護師：入院時から動揺はみられるも受け答えはハッキリしており理解力は高い。その反面、受傷への精神的ダメージが大きいようで、手術に関することや今後の生活についてとても不安がっていた。

【主訴】自然に歩けない。【Need】早く歩いて家に帰りたい。【Hope】以前のように動きたい（家事、買い物、家庭菜園、テニス、旅行など）。【受傷前ADL】すべて自立しており、10年ほど前からほぼ毎日30～40分の散歩と週2回のテニスに参加していた。

3. 社会的情報

【家族構成】夫と二人暮らしで主婦。同区内に息子夫婦宅があり車で5分の距離　【家屋状況】2階建ての一軒家。玄関先に2段の段差。上がり框（約20cm）を経て1階がリビングダイニング。2階が自室兼寝室。階段の手すりは、昇りの際左に設置。【活動範囲】自身でも自家用車および自転車で外出が可能。【その他】介護保険申請なし

全体像および臨床推論

　本症例は中間評価で、左下肢に十分な荷重が「乗らない」という表現を示した。これは手術侵襲による軟部組織の切開や術創部の癒着など機械的操作による股関節周囲の固有受容覚の低下と筋出力の低下が原因であり、本症例の最大の問題点と考える。さらに入院・術後による体幹筋力の低下も重なることで、体幹–骨盤–下肢の協調性低下も考えられ、単関節のみのトレーニングではなく、全身性の協調性トレーニングを中心に治療を展開していくことが必要である。それらをふまえて当院のプロトコールに沿って理学療法を進めた。

 ## 検査測定

右/左　股関節ROM（°）痛みをpと表記		
	初期評価	中間評価	最終評価
屈曲	110/80p	110/90p	110/100p
外転	40/15p	40/20p	40/30p
伸展	測定不可	測定不可	10/0p
外旋	測定不可	40/10p	40/30p
内旋	測定不可	45/0p	45/10p

右/左　膝関節ROM（°）痛みをpと表記		
	初期評価	中間評価	最終評価
屈曲	150/120	150/140	150/145
伸展	0/−10	0/−5	0/0

右/左　筋力（MMT）		
	初期評価	中間評価	最終評価
腸腰筋	測定不可	5/3	5/4
大腿四頭筋	5/3	5/4	5/4+
中殿筋	5/1	5/3	5/4+
大殿筋	5/1	5/3	5/4+

長座体前屈テスト（cm）		
初期評価	中間評価	最終評価
−27.5	−21.2	−18.5

下肢長（cm）			
	初期評価		最終評価	
	右	左	右	左
棘下長	77.0	75.5	77.0	76.5
転子果長	72.0	71.0	72.0	71.5

第6章　実習報告書例　1. 理学療法

血液データ（高値：H 低値：L）

初期評価時		最終評価時	
グルコース（H）	122mg/dl	グルコース	98mg/dl
CRP（H）	8.18 mg/dl	CRP	0.12mg/dl
ヘモグロビン（L）	12,410⁴/ul	ヘモグロビン（L）	12,310⁴/ul
ヘマトクリット（L）	38,710⁴/ul	ヘマトクリット（L）	38,110⁴/ul
赤血球数（L）	39,110⁴/ul	赤血球数（L）	38,710⁴/ul

 ## 理学療法評価および問題点

初期評価（術後1～3日）

機能的制限	術後急性期による起居動作制限と移動制限。
原因となる障害因子	術後炎症症状、股関節可動域制限、筋力および筋出力低下、体幹安定性および柔軟性機能低下。

中間評価（術後1～2週）

機能的制限	歩行練習時の左下肢立脚期に十分な荷重が乗らない。
原因となる障害因子	体幹安定性および柔軟性機能低下、中殿筋・大殿筋・腸腰筋筋力低下、立脚期における左股関節周囲筋の同時収縮不全、Duchenne徴候。

最終評価（術後3週～退院前）

機能的制限	T字杖歩行時の不安定性、手すり使用での2足1段階段昇降、ストッキングエイド使用での靴下着脱困難、足の爪切り困難、入浴介助。
原因となる障害因子	体幹柔軟性機能低下、立脚期における左股関節周囲筋の同時収縮不全、股関節および膝関節可動域制限によるADL制限。

 ## 目標設定

短期ゴール（術後1～2週）	T字杖での平地歩行自立。
長期ゴール（術後3週～退院前）	T字杖での階段昇降自立、更衣動作自立。
最終ゴール（退院後）	自宅ADL自立、外出時の自家用車や自転車の使用。

 ## 治療アプローチ

初期評価時

目的	Structure Level（構造レベルへのアプローチ）として体幹安定性および柔軟性機能の向上
術後1日	【方法】①大腿四頭筋セッティング、②股関節外転および伸展等尺性筋力トレーニング、③足関節底背屈自動運動、④腹式呼吸トレーニング、⑤仰臥位のまま背伸び体操を指導
術後2日	【方法】①寝返り・起き上がり練習から端座位良肢位保持練習、②端座位での下腿下垂、③車いす移乗練習、④ベッドサイドで歩行器使用の立ち上がり練習、⑤脱臼肢位を指導
術後3日	【方法】リハビリセンターまで車いすで移動、その後練習開始

初期評価を兼ねてROM ex.および筋力トレーニング、歩行練習	①股関節・膝関節ROM ex. ● 他動運動および自動介助運動 ● 特に股関節屈曲−内転−内旋の脱臼肢位を指導 ②仰臥位で殿部挙上（自動介助）、股関節外転運動（自動介助）、SLR ex.（自動介助） ③プラットホーム上で左右片脚ずつ下垂した状態での長座体前屈ストレッチング ④痛みに応じ荷重練習および立位保持練習 ⑤病棟での歩行器使用でのトイレ移動、実施後に病棟看護師へも協力依頼

中間評価時

目的	Activity Level（活動レベルへのアプローチ）として自立歩行に近い姿位での体幹機能向上
術後1週	【方法】頭頚部および体幹の安定と下肢の協調。端座位や立位で左右荷重感覚の促通 ①股関節・膝関節ROM ex.は自動運動中心 ②筋力トレーニングは自立歩行が獲得されるまで初期評価時の内容を継続し、状態に合わせてセット数を漸増調整 ③プラットホーム上で左右片脚ずつ下垂した状態での長座体前屈ストレッチング ④平行棒内歩行練習（左荷重への重心移動を中心）
術後2週	【方法】頭頚部および体幹を安定させた状態で立位およびステップ動作で荷重感覚の促通 ①股関節・膝関節ROM ex.は抵抗運動や姿位を変えて実施。特に端座位や立位など抗重力姿位での実施 ②筋力トレーニングも抵抗運動中心 ③プラットホーム上で左右片脚ずつ下垂した状態での長座体前屈ストレッチング ④平行棒内応用歩行練習（腿上げ、横歩き、爪先立ち、踵立ち）。その際セラピストが骨盤の両腸骨稜を上部から圧縮し下肢の安定を測りながら歩行練習

最終評価時

目的	Functional Level（機能レベルへのアプローチ）として自立歩行に近い姿位での体幹と下肢の協調
術後3週	【方法】①T字杖を支持し立位および左足前のステップ動作練習。その際セラピストが骨盤の両腸骨稜を上部から圧縮し下肢の安定を測りながら歩行練習 ②手すりとT字杖把持での階段昇降練習
退院前	【目的】Automatic Level（自立レベルへのアプローチ）としてT字杖での自立歩行と、更衣動作、足の爪切り動作、床上動作練習 【方法】①T字杖のみで歩行練習。その際、後方からセラピストの右手で頭頂部を、左手で左肩を上から圧縮し、頭部−脊柱−骨盤−下肢の安定性と協調性を図る ②プラットホーム上で左右片脚ずつ下垂した状態で、靴下着脱練習 ③足の爪切り練習。端座位で壁に背を付けて安定させ左胡座位保持。膝下にクッションを置き安定させる

経過概要

○月△日		受傷、入院（この日に実習初日）
○月△日		手術
○月△日	術後1日	ベッドサイド仰臥位で筋力トレーニング中心に開始、他に深部静脈血栓症について説明および指導
○月△日	術後2日	ベッドサイドで起居動作と端座位練習中心に指導
○月△日	術後3日	リハビリセンターまで車いすで移動、その後練習開始
初期評価を兼ねてROM ex.および筋力トレーニング、歩行練習を中心		
○月△日	術後1週	歩行器使用での自由歩行を中心に指導
○月△日	術後2週	平行棒内歩行を中心に指導
○月△日	術後3週	T杖歩行を中心に応用歩行指導
○月△日		退院前指導（入浴動作、床上動作、ソックスエイドでの靴下着脱動作、足の爪切り指導）
○月△日		退院

考察

　今回転倒により左大腿骨頚部内側骨折を呈し、人工骨頭置換術を行った患者を担当した。本症例は、受傷前にとてもアクティブに行動されていた方で、転倒受傷により手術を余儀なくされた。精神的なショックも大きく障害受容も当初は難しい状況であったが、日数を重ねる間に徐々に改善していった。

　本症例で最も難渋した点は「歩行時の左荷重困難」である。

　理学療法評価より、体幹の機能低下と下肢との協調性低下がその原因と考えた。1〜2日目は急性期による術創部の痛みと炎症症状による筋出力低下が荷重時の下肢安定性を妨げているものと思われたが、3日目以降1週までは左下肢の荷重練習と足底感覚の再教育を目的に仰臥位での殿部挙上練習を行い、立位安静時の荷重感覚再考に結びついた。

　1〜2週は本症例において最も難渋した期間である。特に平行棒内歩行において左荷重の際、「左に乗らない」との訴えがあった。

　自立歩行までに重要視した点は、左荷重への足底感覚の促通による円滑な移行である。

　術創部の痛みは軽減していったが、荷重においては左立脚初期〜中期までの円滑な重心移動が困難であった。それに対し、空間上での骨盤安定と足底への意識を高める目的で、両腸骨稜を上部から圧縮し下肢の安定を図りながら重心移動を行った。3週経過時には後方からセラピストの右手で頭頂部を、左手で左肩を上から圧縮し、頭部−脊柱−骨盤−下肢の安定性と協調性を図りながら

Ｔ杖歩行を中心に応用歩行指導まで向上できた。

　その後はＴ杖歩行を中心に階段昇降など応用歩行練習を行い、入浴動作、床上動作、ソックスエイドでの靴下着脱動作、足の爪切り指導まで至っている。

　当初より体幹の柔軟性低下もあり、靴下着脱動作や足の爪切り練習は、初期評価時からプラットホーム上で左右片脚ずつ下垂した状態での長座体前屈ストレッチングを指導している。退院後も自宅のベッド上で継続するように指導した。

参考文献

1) 日本整形外科学会診療ガイドライン委員会編：大腿骨頚部／転子部骨折診療ガイドライン 改訂第2版．南江堂，20-1，2011.
2) 日本整形外科学会肺血栓塞栓症／深部静脈血栓症（静脈血栓塞栓症）予防ガイドライン改訂委員会編：静脈血栓塞栓症予防ガイドライン．南江堂，2008.
3) 坪井真幸，ほか：大腿骨近位部骨折の長期予後．総合リハ 32（10）：947-50，2004.

6-1-6

変形性膝関節症・フレイル：通所リハビリテーション

はじめに

　この度、両膝変形性膝関節症により、右人工膝関節全置換術（以下、TKA）を施行し、その後フレイルを疑う症例を担当する機会を得たので、ここに報告する。

症例紹介

1. 一般的情報

80歳代後半　女性　153cm　42.0kg　BMI：17.9

2. 医学的情報

【**診断名**】変形性膝関節症　【**合併症**】狭心症（15年前）、白内障手術（12年前）

【**主訴**】立ち上がった時や歩く時、階段の昇り降りで左膝が痛い。長い時間立たなければいけない料理が大変。　【**要望**】夫と二人暮らしなので、家事をしていきたい　【**現病歴**】40歳頃から歩行時に膝痛が出現。15年前、右TKA施行。左変形性膝関節症については、現在、近隣の整形外科医院（主治医）に通院中。

【**その他の医学的情報**】主治医の治療方針：左変形性膝関節症については、X線読影により、関節裂隙の狭小化が認められる。ADL上も左膝疼痛を訴えるが、本人の希望および年齢を考慮して、観血的治療は予定していない。

■ 他部門からの情報

【**主治医**】前項参照　【**ケアマネージャー**】要介護2。通所リハビリテーション（以下、通所Rh）2回/週。訪問介護による家事支援（掃除）1回/週。福祉用具レンタル（特殊寝台、特殊寝台付属品：マットレス、歩行器、電動カート）。介護保険サービスに対する利用者負担額から、これ以上のサービスは考えていない。　【**OT**】夫と二人暮らしのため、料理などの家事をしなければならない。しかし、長時間の立位保持が難しいため、現在は台所にスツール（座面高の高いいす）を設置して、（寄りかかり）座位での家事動作を指導している。

3. 社会的情報

【**家族構成**】夫（80歳代後半、要支援1、健康）との二人暮らし。娘は2人（いずれも60歳代）いるが、他県に在住。

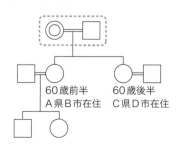

60歳前半
A県B市在住

60歳後半
C県D市在住

【主たる介護者】夫（キーパーソン）【経済状況】２人の年金で生活している。
【職業歴】専業主婦　【居住環境】２階建て一軒家。トイレ内に手すり、玄関の
上がり框に式台を設置済み。

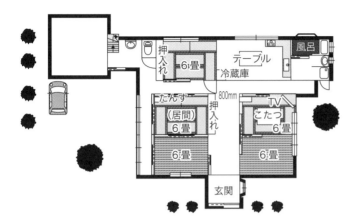

【その他】外出頻度：２〜３回／週、近隣のスーパーまで買い物。その際は電動
カート使用。

問題点

1. 介護保険サービスを利用して解決すべき問題点

家事困難（料理、掃除）、外出機会・歩行機会の減少、入浴困難、夫の介護負
担軽減

2. 通所Rhで解決すべき問題点

入浴困難、夫の介護負担軽減、外出機会の減少

3. 理学療法士として解決すべき問題点

歩行機会の減少、家事困難（料理、掃除）

理学療法検査・測定

1. 全体像

通所Rhの送迎時、自宅から歩行器歩行にて外出し、通所Rh内では歩行車
使用で修正自立歩行。コミュニケーションは良好で、理学療法検査を含むリハ
ビリテーションには参加するが、自主的なリハビリテーションや運動はまった
く行わない。

2. 理学療法検査・測定

疼痛検査

右膝	手術後より疼痛（−）
左膝	左膝内側部に疼痛・圧痛（＋）。寒冷時に疼痛増悪。夜間痛（−）
NRS	立位時 両上肢支持なし 4-5/10、両上肢支持あり 2-3/10、歩行開始時 8/10、歩行中 独歩 4-5/10、歩行車使用 2-3/10、階段昇降時 10/10、立ち上がり・着座時 8/10

肢長・周径（cm、Rt/ Lt）

肢長	棘果長 81.8/ 81.4、転子果長 75.9/ 72.0、大腿長 36.2/ 37.0、下腿長 35.5/ 34.6
周径	大腿周径 膝蓋骨直上0cm 39.5/ 41.5、5cm 44.0/ 43.0、10cm 45.0/ 44.0

筋力

MMT	（Rt/ Lt）股関節屈筋2/3、伸筋群4/4、外転筋群4/3、膝屈筋群 2/2、伸筋群3/3
握力（kg、Rt/ Lt）	16.5/ 15.8

ROM（°、Rt/ Lt、pは疼痛による制限）

	active	passive
股関節　屈曲	75/85p	115/110p
膝関節　屈曲	95/95p	110/100p
伸展	0/−15p	0/−10p
足関節　背屈	5/5	15/10

基本動作・姿勢観察

いすからの立ち上がり・着座	座面40cmからでも、座面を押すなどの両上肢支持なしでは立ち上がれない。その際の左膝疼痛は重度（8/10、2-①）で、上肢の努力量は大きい。立ち上がり・着座動作時の股・膝関節の屈曲少なく、体幹前傾が不十分。
立位	内反膝（＋）両内果を密着させた際の膝間距離3横指。 立位保持時間 1分15秒
歩行	歩行速度（至適速度）独歩 21.5秒/ 10m 歩行器使用15.5秒/10m 歩行車使用12.5秒/10m
TUG	連続歩行距離 独歩22m 歩行車使用 50m

ADL：FIM

自宅	114/ 128 減点項目 清拭（1）、移乗（6）、移動・歩行（6）、階段（1）
通所Rh	107/ 128 減点項目 清拭（2）、更衣・上半身（3）、下半身（2）、移動・歩行（6）、階段（1）

その他

【身体活動の低下】「軽い運動・体操をしていますか」「定期的な運動・スポーツをしていますか」のいずれにも「いいえ」と回答。

Ⅴ 理学療法士として解決すべき問題点

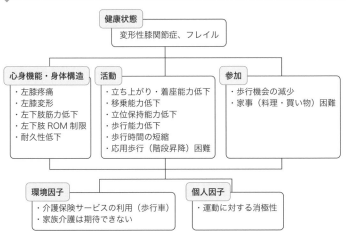

```
                    ┌─────────────┐
                    │ 健康状態    │
                    ├─────────────┴──────────┐
                    │ 変形性膝関節症、フレイル │
                    └────────────────────────┘
```

健康状態
　変形性膝関節症、フレイル

心身機能・身体構造
・左膝疼痛
・左膝変形
・左下肢筋力低下
・左下肢 ROM 制限
・耐久性低下

活動
・立ち上がり・着座能力低下
・移乗能力低下
・立位保持能力低下
・歩行能力低下
・歩行時間の短縮
・応用歩行（階段昇降）困難

参加
・歩行機会の減少
・家事（料理・買い物）困難

環境因子
・介護保険サービスの利用（歩行車）
・家族介護は期待できない

個人因子
・運動に対する消極性

 ## Ⅵ 目標設定

短期目標	長期目標
● 左膝周囲筋群の筋力向上 ● 左膝疼痛の軽減 ● 動作時の努力量軽減	● 耐久性向上（連続立位保持・歩行時間の延長による、歩行での買い物） ● 家事動作時の努力量軽減

 ## Ⅶ 理学療法プログラム

患者教育・生活指導	食事（栄養）摂取と運動の効果について
運動療法	【筋力増強運動】10% RM×10回/セット×症候限界（セット数を漸増し、目標は10セット） 【有酸素運動】5分間の連続歩行（時間を漸増し、目標は40分間）

 ## Ⅷ 考察

　本症例は左変形性膝関節症由来の疼痛と、その疼痛を原因とする活動性低下および心理的要因によるフレイルにより、活動制限と参加制約をきたしていると考えた。このため、疼痛の軽減とフレイルの改善により、本人の要望にある家事動作時の努力量軽減と歩行能力改善を図る計画を立案した。詳細を以下に記載する。

　対象者の主訴・要望にある家事（料理）困難については家族介護が期待できないため、介護保険サービス（訪問介護）による家事支援（調理）も考えられる。しかし、経済的理由から当該サービスは困難である（Ⅳ-2-11、3-③）。この

ため、理学療法士として、調理動作を困難としている要因を考慮・解決しなければならないと考えた。

　また、左変形性膝関節症についての主治医の治療方針は、観血的治療ではなく保存療法を選択するということから、理学療法士として、主訴である疼痛と活動制限、参加制約との関係性を把握することが重要であると考えた。

　理学所見において、下肢アライメント不良（2-②・⑤-2）、理学療法診療ガイドライン1）推奨グレード（以下、グレード）A）、疼痛（2-①、グレードA）、膝周囲筋群の筋力低下（2-③、グレードA）、歩行速度の低下（2-⑤-3）、グレードA）が認められたことから、本症例は典型的な内側型変形性膝関節症と考えられる。立ち上がり・着座動作、歩行、立位保持における活動制限、および家事動作などの参加制約は、変形性膝関節症由来の疼痛が主原因であると考えた。また、この疼痛が運動に対する消極性をもたらし、耐久性の低下につながり、さらに活動制限・参加制約を助長する負の連鎖が生じている、あるいは今後生じる可能性が考えられた。

　一方で本症例の体格（BMI 17.9＜18.5、低体重）は、変形性膝関節症の特徴である3Fに合致しにくいため、フレイルを疑った。理学療法検査の結果、握力が18.8kg未満（2-③）、歩行速度が1.0m/秒未満（2-⑤-3）、身体活動の低下（2-⑧）が認められたことから、本症例はフレイルであると判断した[2]。

　本症例は、現在、歩行車やスツールを使用することで、一定のADLが達成できている。しかし、疼痛をコントロールしながら、現在よりも身体活動量を増加させることでフレイルの進行を緩徐・抑制する必要がある。

　以上のことから、本症例に対しては、短期的には左膝周囲筋群の筋力向上、左膝疼痛の軽減、動作時の努力量軽減、長期的には耐久性向上（連続立位保持・歩行時間の延長による、歩行での買い物）、家事動作時の努力量軽減を目的として、次の理学療法プログラムを設定した。変形性膝関節症の保存的治療に関しては、患者教育、減量、運動療法の3つがコア治療とされている[1]。しかし本症例では、フレイルを背景として減量の必要性はなく（Ⅱ-1-③）、筋力増強運動（グレードA）を優先し、左膝の疼痛の状況を勘案しながら有酸素運動（グレードA）の負荷を漸増するプログラムとした。

参考文献

1) 理学療法士協会：変形性膝関節症 理学療法診療ガイドライン.
http://www.japanpt.or.jp/upload/jspt/obj/files/guideline/11_gonarthrosis.pdf
2) 牧迫飛雄馬：老化とフレイル －早期発見と効果的介入をデータから考える－. 理学療法の歩み 28(1)：3-10, 2017.

6-1-7

膝前十字靭帯損傷（再建術後）：一般病院

I はじめに

　今回、前十字靭帯損傷を呈し、再建術を実施した症例を担当したので、報告する。

II 症例紹介

1. 基本情報

○歳　性別：○　○cm　○kg　BMI：○　【スポーツ】バスケットボール　【趣味】旅行　【主訴】膝を動かした時の痛みがつらい。　【HOPE】以前と同じレベルで運動をしたい。　【NEED】膝関節の機能向上、スポーツ復帰レベルの安定性獲得。

2. 医学的情報

【診断名】右前十字靭帯損傷（再建術後）　【現病歴】バスケットボールゲーム中、相手をブロックしようとジャンプ、その着地の時に体勢を崩し、受傷。すぐに試合を離れ、病院を受診した。通院期間を経て、入院、再建術を行い、その後、理学療法を開始している。

【手術】STG法（手術記録：有）　【画像所見】術前MRI、術後X線　【既往歴】腰椎椎間板ヘルニア　【服薬状況】（1日3回）ロキソニン®（60mg）

　■ 他部門情報

【看護師】手術後の体調も良く、病棟での問題は少ない。　【医師】術後の経過も良好なので、クリニカルパス通りに進めてほしい。

III 理学療法評価

1. バイタルチェック

2. 視診・触診・問診・補助的に超音波エコーも使用

炎症所見

熱感	術創部中心に軽度	腫脹	右膝前面に軽度
水腫	右膝関節包内に軽度	発赤	術創部中心に軽度

疼痛

疼痛の種類	疼痛部位	疼痛の性質	疼痛の程度
安静時痛	なし	なし	なし
夜間痛	なし	なし	なし
運動時痛	右膝関節前面とその深部	鈍痛 NRS=3	膝関節屈曲、伸展の他動運動時にズキズキとする鈍痛。我慢できないほどの痛みではない。

荷重時痛	なし	なし	なし
歩行時痛	右膝関節前面とその深部	鈍痛 NRS＝2	IC〜Mstまでの荷重増加時期に認めるじわーと広がる鈍痛。繰り返すことで消失する痛み。

その他

浮腫	右下腿〜足部の表層	筋スパズム	右大腿直筋、右ハムストリングス
筋萎縮	右内側広筋、右腓腹筋		

3．形態測定（周径、単位＝cm）

測定部位	右	左	左右差（左-右）
大腿膝蓋骨上縁0cm	38	38	0
大腿膝蓋骨上縁5cm	39	40	1
大腿膝蓋骨上縁10cm	42	43	1
大腿膝蓋骨上縁15cm	44.5	45	0.5
下腿最大膨隆部	36	36.5	0.5
下腿最小	23	22.5	−0.5

4．感覚検査

表在感覚（左の感覚を10とした時の右の感覚）	異常なし
深部感覚	異常なし

5．関節可動域測定（自動、他動）

（単位＝°、p＝疼痛、s＝筋の短縮、c＝拘縮）

部位	運動	【自動】		【他動】	
		右	左	右	左
膝関節	屈曲	110psc	140	120psc	145
	伸展	−15sc	0	−10sc	0
足関節	背屈※1	0sc	15	5sc	20
	背屈※2	−5sc	10	0sc	15

※1：膝関節屈曲位　※2：膝関節伸展位

6．徒手筋力検査（MMT）

運動方向	筋名	右	左
股関節	腸腰筋	3	4
	大殿筋	3	5
	中殿筋	2	4
膝関節	ハムストリングス	3	4
	大腿四頭筋	3	5

7．整形外科テスト（術前に実施）

Apley's Distraction test	右陽性	Anterior Drawer test	右陽性
Lachman test	右陽性	N-test	右陽性

Apley's Compression test	右陽性	Mc Murray's test	右陽性
Patella Ballottement test	右陽性		

8．動的バランス

立位バランス

方法	骨盤から前後左右へ外力を加え、他動的に重心を移動させる。
後方への外力	頚部軽度屈曲、体幹軽度屈曲が出現。 重心の後方移動が大きくなると、左股関節を伸展させ一歩後方へ踏み出す（右下肢にて荷重）。
前方への外力	右股関節・右膝関節を屈曲して一歩前方へ踏み出す。
右側への外力	右股関節を外転して一歩側方へ踏み出す。着地時の側方安定性はあり。
左側への外力	左股関節を外転して一歩側方へ踏み出す。荷重側の右下肢も安定。

9．姿勢分析

立位【観察】

前額面	頭部正中位、左肩甲骨下制、体幹軽度左側屈、右股関節軽度外転・外旋位で右足部を外側に広げている。
矢状面	頭部前方位、腰椎前弯の減少、骨盤軽度後傾、右股関節軽度屈曲、右膝関節軽度屈曲位、前足部での荷重。

10．歩行分析

歩行条件	自立、独歩
第Ⅰ相（右遊脚期）	右股関節伸展が不十分なため、Iswが短縮。Iswも膝関節軽度屈曲、足関節は底背屈中間位のままである。Mswは右股・膝関節の屈曲および足関節背屈が不十分なまま、振り出す。Tswでも右股関節の屈曲は不十分で振り出しが弱く、右股関節を外旋させながら振り出す。
第Ⅱ相（右立脚期）	IC〜LRでは、膝関節軽度屈曲位のまま、前足部から接地する。この時、股関節屈曲・外旋、膝関節屈曲、足関節底屈位。股関節を伸展方向に移動しながら、前進するが、膝関節は軽度屈曲位のままである。Mstでは、股関節屈曲伸展中間位、膝関節軽度屈曲、足関節軽度背屈位であり、体幹が軽度右側屈、骨盤は左へ側方移動している。Tstでは股関節伸展が不十分で、この時点から膝関節は屈曲位であり、蹴り出しが弱い。さらに、Pswでも十分な股関節伸展と足関節底屈が起こらず、蹴り出しが弱い。左立脚期と比較し短縮している。
全体を通して	頚部屈曲位で目線は足元。体幹前傾で骨盤後傾位。 右股関節の屈曲・伸展ともに可動域が不十分なため歩幅が小さい。 右膝関節が常に屈曲位のため、蹴り出しが弱い。 体幹の回旋、骨盤の回旋がない。 体幹の右側屈、骨盤の側方移動が正常歩行よりも大きく、安定性に欠ける。

11．ADL（Barthel Index：BIを使用）

総得点：100点

問題点の抽出

心身機能・身体構造

Negative 1.	疼痛：①運動時痛　②歩行時痛
Negative 2.	関節可動域制限：①右膝関節屈曲　②右足関節背屈
Negative 3.	筋力低下：①両側腸腰筋　②右大殿筋　③両側中殿筋　④両側ハムストリングス　⑤右大腿四頭筋
Negative 4.	炎症所見（疼痛以外）：①術創部中心の熱感　②右膝前面の腫脹　③右膝関節包内の水腫　④術創部中心の発赤
Negative 5	膝関節安定性の低下
Negative 6	姿勢アライメントの異常
Positive 1	手術後の体調良好
Positive 2	体幹・左下肢筋力の維持可能

活動

Negative 7	歩行能力の低下 ①右下肢遊脚相における右膝関節屈曲制限、足関節背屈制限にて、正しいクリアランスの維持困難 ②IC〜LRの膝関節軽度屈曲位のため接地面からの衝撃吸収と安定性が低下 ③Mst時における膝関節の軽度屈曲、体幹の軽度右側屈、骨盤の左側方移動により安定性が低下 ④Tstでは股関節伸展が不十分で、この時点から膝関節は屈曲位であり、蹴り出しが弱い ⑤Pswでも十分な股関節伸展と足関節底屈が起こらず、蹴り出しが弱く、加速力が低下 ⑥右立脚相全体が短縮している
Negative 8	走行不可能
Positive 3	ADL動作はすべて自力で可能

参加

Negative 9	競技参加の制約
Negative 10	練習参加の制約
Positive 3	大学講義への参加は可能

個人因子

●大学生　●バスケットボールプレーヤー（部活動、クラブチーム）

環境因子

●大学まで自転車で通学することができる

●一人暮らしでないため、家族の支援を受けることができる

統合と解釈（一部のみ記載）

　問題点について、分析を行う。検査・測定結果から、心身機能・身体構造の Negative面として疼痛について述べる。術後の影響による関節内の炎症が強く、その影響は関節内だけでなく、周辺組織にまで及んでいる。術後、日も浅く、骨運動時の安定性に乏しく、正しいクリアランス、正しいルートでの運動を行うことができていない。加えて、水腫の増加も上記を助長する。このような関節運動を行うことで筋などの軟部組織にもストレスを与え、spasm、stretchされることによる痛みも出現している。また、炎症以外の痛みも出現している。さらに、術前・術後の不動により、関節内のstiffness、周辺組織のstiffnessにより、運動時の組織の可動性に乏しく、痛みが出現している。

〜〜中略〜〜

　活動のNegative面として、歩行能力の低下では、右下肢遊脚相における右膝関節屈曲制限、足関節背屈制限にて、正しいクリアランスを確保できない。これは、ICに向けた正しい加速減速を行うことができず、IC時に接地面からの衝撃吸収を行えず、IC〜LR時は膝関節軽度屈曲位のため安定性が低下する。さらに、Tswの時期に加え、Ps wでも十分な股関節伸展と足関節底屈が起こらず、蹴り出しが弱く、加速力が低下している。これを補うために股関節屈筋群の過剰な収縮や骨盤後傾の代償が行われ、それぞれに負担をかけている。また、振り出しの低下から、歩幅も狭くなっている。

〜〜中略〜〜

　以上より、問題点を抽出した。

 ## ゴール設定

短期ゴール （術後1カ月）	①疼痛・炎症の改善　②関節可動域の改善（屈曲、伸展は靱帯の状況に応じて）　③筋力の向上（筋が正しく収縮することを目標とする）④歩行能力の向上
長期ゴール （術後3カ月）	①可動域の獲得（伸展も全可動域まで獲得）　②筋力の獲得（左右差20％以内にする）　③歩行能力獲得　④安定した状態でのジョギング獲得
最終ゴール （状態に応じて変動）	①競技レベルでのスポーツ復帰　②筋力の獲得（左右差10％以内にする）

 ## 治療プログラム（一部のみ記載）

1．関節可動域運動（下肢・体幹）

【目的】●膝関節可動域の拡大、短縮組織に対する滑走、伸張性の改善。

第6章　実習報告書例　1．理学療法

●その他の下肢・体幹の関節は機能維持。　●歩行動作、スポーツ動作獲得のために必要な関節機能の改善。

【方法】●臥位から始めて、状態に応じて随時坐位、立位へと進める。　●副運動から始めて、凹凸の法則も踏まえ他動的に動かし、必ず自動運動まで行う。

～～中略～～

5. 歩行獲得に向けた練習

【目的】①右下肢遊脚相における正しいクリアランスを確保する。

～～中略～～

⑤Pswにおける十分な股関節伸展と足関節底屈を確保し、蹴り出しならびに加速力の向上を促す。

【方法】①動作練習の前に、右膝関節屈曲と右足関節背屈の可動域運動を他動、自動の順で行う。次に、Mswの時期を中間点として適切な膝関節・足関節の角度を保持する感覚入力をしたまま、股関節の屈曲と伸展を繰り返す。

～～中略～～

⑤動作練習の前に、右股関節伸展と右足関節背屈の可動域運動を他動、自動の順で行う。次に、Pswの時期の肢位を取り、適切な股関節・足関節の角度を確保する。この時、前額面や水平面上での代償を制限する。

～～中略～～

Ⅷ 考察（一部のみ記載）

　本症例は、バスケットボールゲーム中に右前十字靱帯損傷を呈し、再建術を実施した症例である。主訴は膝を動かした時の痛みがつらい、患者のHOPEは以前と同じレベルで運動をしたい、理学療法士のNEEDは膝関節の機能向上、スポーツ復帰レベルの安定性獲得である。

　現在、走行は不可能、歩行能力の低下も認めている。歩行の延長線上に走行があり、さらに走行の延長線上に、競技レベルの走行があると考えられる。患者のHOPE、理学療法士のNEEDから、最終ゴールは以前と同じレベルでのスポーツ復帰が妥当である。その最終ゴールに向け、安定した状態でのジョギング獲得、その基礎となる歩行能力獲得を主な長期ゴールとした。その前段階として、歩行能力の向上を目指し、疼痛・炎症の改善、関節可動域の改善、筋力の向上、歩行能力の向上を短期ゴールとした。具体的には、膝関節伸展制限の改善は、歩行周期の遊脚相、IC～LR、Mst、Tstと歩行だけでも多くの動作の改善や重心位置の改善が見込まれる。さらに、走行で重要な疾走フォームのチェックポイントである大腿部の引き上げ角度、踏み切り脚の前傾角度、接地脚の着地角度、膝関節の屈曲角度、上体の前傾角度にも関節可動域の改善が

直結する。これらに加えて、疼痛・炎症の改善、筋力の向上も動作の改善には
関連が強い。

　これらの目標を達成するために以下の治療プログラムを立案した。

　まず、膝関節の可動域改善を図るため、関節可動域運動を行う。膝関節は関
節包および手術をした靭帯の柔軟性の低下が原因であると考えたため、関節モ
ビライゼーションで関節包の動きを出す。この時、靭帯へのストレスを最優先
にした上で凹凸の法則に従い、関節面のすべり、転がり、軸回旋などを考えな
がら行う。ハムストリングス、下腿三頭筋、大腿四頭筋は筋の伸張性や滑走性
が低下していると考え、筋膜や筋線維に対するアプローチを行う。

～～中略～～

　次に、歩行能力獲得に向け、歩行練習を行う。練習では、問題となる相ごと
に動作を分解し、正しい関節運動の誘導、筋の滑走を誘導し、反復することで
運動学習させる。そして、動作を繰り返し行い、膝関節周囲の感覚入力も併せ
て目的として練習を行っていく。

～～中略～～

　最後に以前と同じレベルでのスポーツ復帰に向けた実践練習を行う。院内の
動作のみでなく、実際のスポーツ現場での動作分析も実施し、外傷や損傷など
の予防ならびにパフォーマンスの向上となるような質の高いアプローチを行っ
ていく。

～～中略～～

　以上を考察とした。

6-1-8

急性心筋梗塞：大学病院

Ⅰ　はじめに

　急性心筋梗塞を発症し、発症後早期に冠血行再建術が施行された症例。術後7日より心臓リハビリテーション（以下、心リハ）が開始となり、併せて二次予防に向けた患者教育を他部門と連携して行った。病室内ADLを獲得され術後26日で自宅退院となったので、その経過について報告する。

Ⅱ　症例紹介

1．一般的情報

80歳代後半　女性　152cm　42.6kg　BMI：18.4

2．医学的情報

【診断名】急性心筋梗塞　**【合併症】**高血圧　**【主訴】**家に帰りたい

【現病歴、経過】自宅にて就寝後、未明になって左前胸部痛を自覚した。安静にしていたが改善しないため、救急車にて当院に搬送された。心電図上、心筋梗塞が疑われたため緊急で冠動脈造影検査（coronary angiography：CAG）が施行された。急性心筋梗塞（♯6、完全閉塞）の診断で経皮的冠動脈形成術（percutaneous coronary intervention：PCI）が施行され、術後3日で大動脈内バルーンパンピング（intra-aortic balloon pumping：IABP）が抜去となった。術後4日より病棟にてベッド端坐位を開始、術後5日で尿道カテーテルが抜去となり、車いす乗車と病室内トイレの使用が開始となった。術後7日より理学療法室にて理学療法を開始し、術後19日で階段昇降練習を追加、術後26日で自宅退院となった。

【障害歴】なし　**【既往歴】**関節リウマチ（60歳代、現在は寛解しており服薬などの治療はされていない）、その他神経学的疾患の既往なし　**【家族歴】**なし

【その他の医学的および他部門情報】

血液生化学的データ（術後5日）	Hb 10.7g/dl、BNP 1449.1pg/ml
心臓超音波検査（術後7日）	EF35%、E/A 0.95、左室壁運動は基部から心尖部で低下
服薬状況（術後14日）	アルダクトン®25mg、ダイアート®15mg ハーフジゴキシン®0.5625mg
食事療法	1,500kcal、タンパク質40g、塩分6g
その他	喫煙歴あり（10本/日×70年、現在は禁煙）、軽度認知機能低下あり

3. 社会的情報

【家族構成】長女との二人暮し　**【主たる介護者】**長女　**【経済状況】**本人の年金と長女の収入　**【職業歴】**自営業　**【居住環境】**エレベーター付きマンション2階

初期評価（術後7日）および最終評価（術後21日）

	初期評価（術後7日）	最終評価（術後21日）
全体像	車いす乗車、送迎にて来室。意識清明、意思疎通可。	車いす乗車、送迎にて来室。意識清明、意思疎通可。
バイタルサイン	血圧114/60、心拍数75bpm SpO_2 97%	血圧108/62、心拍数76bpm SpO_2 97%
自覚症状・他覚症状	安静時・運動後とも胸痛や呼吸苦なし	歩行後、軽度の四肢末梢の冷感あり
モニター心電図	安静時・運動後とも明らかな不整脈や虚血所見は認めず	安静時・歩行後とも明らかな不整脈や虚血所見は認めず
体重	42.6kg	42.3kg
連続歩行距離	歩行は未実施	T杖歩行は近位監視にて60m 歩行後心拍数82bpm 修正ボルグ指数2

初期評価および最終評価における問題点

	初期評価（術後7日）	最終評価（術後21日）
健康状態	●急性心筋梗塞 ●高血圧	●急性心筋梗塞 ●高血圧　●軽度認知機能低下
心身・身体	●心機能低下 ●安静臥床による身体的デコンディショニング	●心機能低下 ○身体的デコンディショニングの改善
活動・参加	●病室内ADL制限	○病室内ADL自立

初期評価時目標（術後7日時点）

短期目標	病室内ADL近位監視レベル
長期目標	病室内ADL自立レベル、心筋梗塞二次予防

治療プログラムと経過

　心血管リハビリテーションに関するガイドライン[1]を参考に、運動時心拍数120bpm以下、収縮期血圧上昇20mmHg以下とし、自覚症状・他覚症状の出現に注意しながら、厳重な管理の下で下肢筋ストレッチング、ゴムバンドを使用した上肢筋力トレーニング、T杖歩行練習、階段昇降練習などの心リハプログラムを実施した（表1）。本人に軽度の認知機能低下がみられたため、管

理栄養士による食事指導、薬剤師による服薬指導などを含めた心筋梗塞二次予防については、本人だけではなく同居されている娘様にも同席してもらい行った（表2）。

病日（術後）	7日	8日	9日	10日	(11日)	12日	13日	14日
下肢筋ストレッチング								
上肢筋力トレーニング								
T杖歩行								
階段昇降								

病日（術後）	15日	16日	(17日)	(18日)	19日	20日	21日	22日
下肢筋ストレッチング								
上肢筋力トレーニング								
T杖歩行								
階段昇降								

病日（術後）	23日	24日	(25日)	(26日) 退院
下肢筋ストレッチング				
上肢筋力トレーニング				
T杖歩行				
階段昇降				

（　）は理学療法室での心リハプログラム未実施日

表1　心リハプログラムの内容と経過（□が実施日）

体重管理	毎日の体重計測の必要性と、尿量減少や体重増加などの心不全の兆候について説明した。
運動療法	娘様付き添いのもと、暖かい日中に無理のない範囲で自宅周辺のT杖歩行による散歩を20分程度行うよう説明した。
服薬指導（薬剤師）	服薬方法と併せて、便秘によりいきみやすい時は下剤を使用するなどの服薬指導を行った。
生活指導	日中独居のため転倒には十分注意し、怒責による血圧上昇を避けるために座面高の調整や手すりを設置するなど、自宅内環境整備の重要性について説明した。
食事療法（管理栄養士）	食事指導（1,500kcal、タンパク質40g、塩分6g）を行った。

表2　心筋梗塞二次予防の実施内容

 考察

　急性心筋梗塞に対し早期PCIが行われた本症例は80歳代後半と高齢であり、さらに冠危険因子を有していたことから、今後の心不全急性増悪の回避が重要と考えられた。そのため心リハプログラムに加えご家族を含めた心筋梗塞二次予防を他部門と連携して行い、心不全の増悪を惹起することなく自宅退院

となった。

参考文献

1) 日本循環器学会，心血管疾患におけるリハビリテーションに関するガイドライン（2012年改訂版）
http://www.j-circ.or.jp/guideline/pdf/JCS2012_nohara_h.pdf

6-1-9
慢性閉塞性肺疾患の急性増悪により入院となった症例：一般病院

Ⅰ　はじめに

　今回慢性閉塞性肺疾患の急性増悪により入院となった症例の評価・治療を担当する機会を得たのでここに報告する。

Ⅱ　症例紹介

1.　一般的情報

①**年齢：**80歳代前半　男性　168cm　45kg　BMI：15.9　％IBW：72.47％　％LBW：14.9%

2.　医学的情報

【診断名】慢性閉塞性肺疾患（COPD）、GOLD Ⅳ　【合併症】高血圧、心不全、糖尿病　【主訴】苦しい　【Hope】早く家に帰りたい　【現病歴】2～3日前から呼吸困難がひどくなり当院受診。COPDの急性増悪にて入院となる（X月Y日）。【既往歴】2014年5月A大学病院呼吸器科でCOPDと診断。HOT開始（3ℓ/分）、急性増悪入院歴有。2016年転倒し左大腿骨頚部骨折にて人工骨頭置換術。喫煙歴は45年。【家族歴】なし　【投薬】クリアナール®、ムコソルバン®、スピリーバ吸入®、アドエア吸入®、リーゼ錠®、エンシュア®

【画像所見】透過性亢進、末梢血管影の狭小化、横隔膜平低化、肺過膨張、滴状心

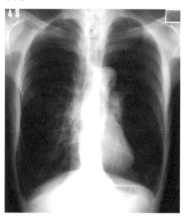

■　他部門からの情報

【医師】症状が落ち着き次第退院予定。【看護師】病棟でも呼吸困難の訴え多く、動くことは少ない。ふらつきも多く監視必要。

3. 社会的情報

【家族構成】妻、息子の三人暮らし　【主たる介護者】妻　【経済状況】問題なし
【職業歴】会社の社長であり、現在は息子が引き継いでいる。現在も週1回は
会社に行っている（車使用、付き添いあり）。　【居住環境】2階建ての一軒家。
自室は2階。2階まで階段には手すりあり、段差は15cmで10段、手すり使
用し一人で階段昇降は可能であった。玄関までは10cm段差が1段ある。手
すりはないが壁を使用し昇降していた。玄関上がり框は10cmで手すり設置
済。寝具はベッド、入浴は妻の介助で週3回浴槽にも入っていた。
【その他（身障者手帳の有無）】：あり（3級）

理学療法における検査・測定

初期評価：Y+3〜5、最終評価：Y+21〜23

全体像

初期評価	最終評価
呼吸困難の訴え多く、積極的にリハビリに参加しようとする姿はみられない。できるなら静かに寝させておいてほしい。	笑顔がみられるようになり、リハビリ終了後は呼吸が楽になるとのこと。

1. バイタルサイン

初期評価	最終評価
血圧110/64mmHg 、脈拍76回/分、SpO_2 92（O_2 3ℓ入り）、mMRCグレード4	血圧104/56mmHg、脈拍68回/分、SpO_2 94（O_2 3ℓ入り）、mMRCグレード3

2. 呼吸機能検査

初期評価	最終評価
VC 2.68ℓ、%VC 72.4%、IRV 0.83ℓ、ERV 1.20ℓ、IC 1.47ℓ、FVC 1.43ℓ、FEV_1% 39.16%、FEV_1 0.42ℓ、%FEV_1 19.5%、PEFR 2.37ℓ/s、V25/H t 0.10ℓ/s/m、RV 3.11ℓ、179.9%、RV/TLC 128.6%、FRC 4.77ℓ、103.9%、DLCO 5.83ml/m/mmHg、44.8% 【呼吸筋力】PImax 30.8cmH_2O、PEmax 48.6cmH_2O	VC 2.71ℓ、%VC 73.4%、IRV 0.85ℓ、ERV 1.20ℓ、IC 1.5ℓ、FVC 1.44ℓ、FEV_1% 39.2%、FEV_1 0.56ℓ、%FEV_1 20.5%、PEFR 2.76ℓ/s、V25/Ht 0.13ℓ/s/m、RV 2.87ℓ、166.9%、RV/TLC 118.6%、FRC 4.95ℓ、105.2%、DLCO 6.03ml/m/mmHg、47.8% 【呼吸筋力】PImax 35.9cmH_2O、PEmax 50.6cmH_2O

3. 血液検査

初期評価	最終評価
【血液検査】PaO_2 58Torr、$PaCO_2$ 51Torr（HOT3ℓ/分） ALB 3.3g/dl、T-CHO 126 mg/dl、CRP 7.64 mg/dl、BUN 19mg/dl、CRE 1.02U/L、TLC 1172/μL、HGB 13.9g/dl、eGFR 57mL/min	【血液検査】PaO_2 59Torr、$PaCO_2$ 49Torr（HOT3ℓ/分） ALB 3.7g/dl、T-CHO 136 mg/dl、CRP 1.25 mg/dl、BUN 18mg/dl、CRE 1.15U/L、TLC 1391/μL、HGB 13.8g/dl、eGFR 54mL/min

第6章　実習報告書例　1. 理学療法

4. 栄養アセスメント

初期評価	最終評価
MNA-SF　5点、CONUT6、体重支持指数0.58 kgf/kg、四肢骨格筋指数2.78kg/m^2、下腿周径 ㊨24.7cm、㊧24.4cm	MNA-SF　8点、CONUT5、体重支持指数0.61 kgf/kg、四肢骨格筋指数3.01kg/m^2、下腿周径 ㊨25.3cm、㊧25.2cm 体重46.2Kg、BMI 16.3、％IBW 74.40％、％LBW 15.7

5. 聴診

初期評価	最終評価
両上肺野ウィーズ、強制呼出でウィーズ増強、全肺野肺胞呼吸音減弱	両上肺野ウィーズは初期に比べて軽度、強制呼出でもウィーズ増強なし、全肺野肺胞呼吸音減弱

6. 胸郭拡張差

初期評価	最終評価
腋窩部2.5cm　剣状突起部2.5cm　第10肋骨部2.0cm	腋窩部2.5cm　剣状突起部3.0cm　第10肋骨部2.0cm

7. 筋力検査

初期評価	最終評価
肩関節屈曲　右4　左4 　　外転　右4　左4 肘関節屈曲　右4　左4 　　伸展　右4　左4 体幹　屈曲　　　3 股関節屈曲　右4　左3 　　伸展　右3　左3 　　外転　右3　左3 膝関節屈曲　右3　左3 　　伸展　右3　左3 足関節底屈　右3　左3 　　背屈　右4　左4 μTas使用（kgf） 肩関節屈曲　右11.7、左9.7 股関節屈曲　右16.7、左12.1 膝関節伸展　右21.2、左13.2 CS-30　　　　5回 握力　　　右24kg　左21kg	肩関節屈曲　右4　左4 　　外転　右4　左4 肘関節屈曲　右4　左4 　　伸展　右4　左4 体幹　屈曲　　　3 股関節屈曲　右4　左4 　　伸展　右3　左3 　　外転　右4　左3 膝関節屈曲　右4　左3 　　伸展　右4　左4 足関節底屈　右3　左3 　　背屈　右4　左4 μTas使用（kgf） 肩関節屈曲　右16.4、左14.1 股関節屈曲　右21.1、左16.7 膝関節伸展　右26.8、左17.4 CS-30　　　　7回 握力　　　右26kg　左22kg

8. 関節可動域検査（制限のある部位のみ記載、単位は°）

初期評価	最終評価
股関節屈曲　右115　左110 　　伸展　右15　左10 　　外転　右40　左35	変化なし

9.　6分間歩行テスト

初期評価	最終評価
実施不可	O_2ボンベのカート使用　135m（$O_2$3ℓ/分） 歩行速度0.375m/sec

10.　バランス検査（BBS：Berg Balance Scale）

初期評価	最終評価
15/56点	34/56点

【減点項目】BBS

初期評価		最終評価
座位保持、着座	3点	いすからの立ち上がり、立位保持、着座、移乗、閉眼立位保持、閉脚立位保持、拾い上げ
立位保持、閉眼立位保持、閉脚立位保持	2点	ファンクショナルリーチ、振り返り、タンデム立位
いすからの立ち上がり、移乗、ファンクショナルリーチ	1点	360°方向転換、踏み台昇降、片脚立位
拾い上げ、振り返り、360°方向転換、踏み台昇降、タンデム立位、片脚立位	0点	
15/56点	計	34/56点

11.　歩行

初期評価	最終評価
【歩行周期全体】平行棒を両手で把持し、視線は下向き、体幹軽度前傾、歩幅は狭小化、立脚時間延長。呼吸困難により1往復も不可能。SPO_2は90％から82％に減少。 【立脚期】両側ICは欠如し足底接地。MSt～TStは股関節伸展不十分。 【遊脚期】ISw～TSwにかけて足底がわずかに床から離れるが時間も短い。	【歩行周期全体】O_2ボンベのカートを引き、速度はゆっくりであるが近位監視にて歩行可能。視線は前方へ向けられることが多くなり歩行距離も延長。 【立脚期】両側ICが認められるようになった。しかしMSt～TStは股関節伸展不十分。 【遊脚期】ISw～TSwにかけて足底が床から離れる時間は延長したが短時間である。

12.　段差・階段昇降

初期評価	最終評価
不可。	手すりを使用し15cm段差は一足一段、近位監視で可能。しかし5段ごとに休息を要す。

13.　基本動作

初期評価	最終評価
【寝返り】手すり使用し自立。【起き上がり】呼吸困難の状況により手すりを使用しても介助が必要な時もある。 【座位】自立　【立ち上がり】呼吸困難の状況により軽介助～近位監視。 【立位】近位監視。	【寝返り】手すり使用なしで自立。【起き上がり】手すりまたは手すり使用なしでも自立。【座位】自立。【立ち上がり】自立。【立位】自立。

14. ADL検査および健康関連QOL（CAT：COPDアセスメントテスト）

初期評価	最終評価
FIM：73/126点、BI：50/100点、CAT：23点	FIM：103/126点、BI：85/100点、CAT：13点

【減点項目】FIM

初期評価		最終評価
社会的交流、問題解決	6点	移乗（ベッド・いす・車いす）、移乗（トイレ）、歩行
	5点	トイレ動作、階段
整容	4点	
移乗（ベッド・いす・車いす）、移乗（トイレ）	3点	移乗（浴槽・シャワー）、清拭、更衣（上・下半身）
トイレ動作、移乗（浴槽・シャワー）	2点	
清拭、更衣（上・下半身）、歩行、階段	1点	
73/126点	計	103/126点

【減点項目】BI

	初期評価	最終評価
食事	5	10
車いすからベッドへの移乗	10	15
整容	0	5
トイレ動作	5	10
入浴	0	0
歩行	5	15
階段昇降	0	5
着替え	5	5
排便コントロール	10	10
排尿コントロール	10	10
計	50/100点	85/100点

15. 認知機能心理検査（STAI、SDS）

初期評価	最終評価
STAI 　特性不安　46点 　状態不安　49点 SDS 　53点（神経症）	STAI 　特性不安　44点 　状態不安　45点 SDS 　49点（神経症）

Ⅳ 問題点抽出（ICF）

初期評価	最終評価
【健康状態】 # 1　COPD（GOLD Ⅳ） # 2　高血圧 # 3　心不全 # 4　糖尿病	**【健康状態】** # 1　COPD（GOLD Ⅳ） # 2　高血圧 # 3　心不全 # 4　糖尿病
【心身機能・身体構造】 # 5　呼吸機能低下 　　（呼吸困難、呼吸筋力低下、胸郭可動性の 　　低下） # 6　筋力低下（体幹・上下肢） # 7　下肢関節可動域制限（左股関節） # 8　低栄養 # 9　重症サルコペニア # 10　フレイル # 11　神経症 # 12　特性不安、状態不安が高い ♭1　認知機能良好	**【心身機能・身体構造】** # 5　呼吸機能低下 　　（呼吸困難、呼吸筋力低下、胸郭可動性の 　　低下） # 6　筋力低下（体幹・上下肢） # 7　下肢関節可動域制限（左股関節） # 8　低栄養 # 9　重症サルコペニア # 10　フレイル # 11　神経症 # 12　特性不安、状態不安が高い ♭1　認知機能良好
【活動】 # 13　基本動作能力低下（軽介助～近位監視） # 14　ADL能力低下（FIM　73/126、BI 50/ 　　100） # 15　歩行能力低下（平行棒内） # 16　バランス能力低下（BBS　15/56） # 17　段差・階段昇降能力低下（実施不可） # 18　運動耐容能低下（平行棒内歩行1往復困難） ♭2　座位保持自立 ♭3　寝返り自立（手すり使用）	**【活動】** # 13　ADL能力低下（FIM　103/126、BI 　　85/100） # 14　歩行能力低下（カート使用、監視レベル） # 15　バランス能力低下（BBS　34/56） # 16　段差・階段昇降能力低下 　　（手すり使用、監視レベル） # 17　運動耐容能低下（6分間歩行距離135m） ♭2　基本動作自立
【参加】 # 19　自宅復帰困難 # 20　外出困難	**【参加】** # 18　自宅復帰困難 # 19　外出困難
【環境因子】 # 21　自室が2階 # 22　玄関前に段差、玄関に上がり框あり ♭4　妻、息子と同居 ♭5　身体障害者手帳あり（3級） ♭6　玄関、階段に手すりあり ♭7　寝具はベッド ♭8　経済状況問題なし	**【環境因子】** # 20　自室が2階 # 21　玄関前に段差、玄関に上がり框あり ♭3　妻、息子と同居 ♭4　身体障害者手帳あり（3級） ♭5　玄関、階段に手すりあり ♭6　寝具はベッド ♭7　経済状況問題なし
【個人因子】 # 23　80代男性 # 24　急性増悪入院歴あり # 25　喫煙歴あり（45年） # 26　転倒歴あり（人工骨頭置換術） # 27　リハビリに消極的	**【個人因子】** # 22　80代男性 # 23　急性増悪入院歴あり # 24　喫煙歴あり（45年） # 25　転倒歴あり（人工骨頭置換術） ♭8　笑顔見られるようになりリハビリ後は呼吸 　　が楽になる

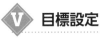 目標設定

初期評価	最終評価
【STG（2週間）】 ①呼吸困難の軽減 ②呼吸法に同調した動作の獲得 ③基本動作能力の向上（寝返り・起き上がり・立ち上がり自立） ④O$_2$ボンベのカート使用による屋内歩行（監視レベル） ⑤バランス能力の向上（立位保持時間延長、拾い上げ近位監視レベル） 【LTG（4週間）】 ①O$_2$ボンベのカート使用した歩行での自宅退院 ②手すり使用による階段昇降（近位監視レベル） ③バランス能力の向上（踏み台昇降近位監視レベル） ④呼吸困難の軽減	【STG（1週間）】 ①O$_2$ボンベのカート使用による屋外歩行（監視レベル） ②手すり使用による階段昇降（遠位監視レベル） ③バランス能力の向上（片脚立位保持時間延長） ④呼吸困難の軽減 【LTG（2週間）】 ①O$_2$ボンベのカート使用した歩行での自宅退院 ②手すり・壁を使用しての段差・階段昇降自立 ③呼吸法に同調した動作・トレーニングの継続 ④呼吸困難の軽減

 治療計画

1. 上部・下部胸郭呼吸介助・ストレッチ
2. 頚部・肩関節周囲の呼吸補助筋のストレッチ
3. 口すぼめ呼吸と腹式呼吸練習
4. 基本動作練習
5. ADL練習
6. 体幹・上下肢筋力強化
7. 歩行練習
8. バランス練習
9. 段差・階段昇降練習
10. 呼吸筋トレーニング（Power breathe® Medic plus使用）
11. 呼吸筋ストレッチ体操
12. 栄養管理

	1週目	2週目	3週目	4週目	5週目	退院	退院後継続
1					→		→
2					→		→
3					→		→
4			→				
5					→		→
6					→		→
7					→		→
8					→		→
9					→		→
10					→		→
11					→		→
12					→		→

Ⅶ 考察

　本症例は慢性閉塞性肺疾患の急性増悪により入院となり、入院３日目からリハビリを介入させていただいた80歳代の男性である。開始当初は呼吸困難の訴えが強くリハビリに対して拒否的な言葉もきかれ、できるなら静かに寝させておいてほしいなどと消極的であった。入院前は$O_2$3ℓ／分使用にて安静時・動作時共に呼吸困難を認めるものの、歩行・階段昇降も自立しており、週１回は息子が引き継いだ会社に車で付き添い者とともに行っていた。本人の主訴とHopeでもある呼吸困難の軽減と自宅退院を目標に評価・介入を行った。

　初期評価時は呼吸困難による動作制限が主であった。聴診においても両上肺野にウィーズが聞かれ、全肺野で肺胞呼吸音が減弱しており、呼吸機能・呼吸筋力共に低値であった。体幹・上下肢筋力の筋力低下も認められ、立ち上がりにも介助を要すことが多く立位保持も不安定で10秒程度で呼吸困難を訴えることもあった。歩行も平行棒両手把持にて何とか可能ではあるが、歩幅も狭く呼吸困難により１往復も不可能であり、SPO_2も90％から82％に低下が認められた。基本動作・ADLの制限も呼吸困難によるものであった。この呼吸困難の軽減に対し上部・下部胸郭の呼吸介助、頚部・肩関節周囲の呼吸補助筋のストレッチを行い、さらに口すぼめ呼吸をすべての動作に同調するよう指導を行った。また体幹・上下肢の筋力強化、歩行練習、バランス練習も並行して実施した。さらに病棟での自主トレーニングとして呼吸筋ストレッチ体操を１日２回、呼吸筋トレーニングにはPower breathe® Medic plusを使用し１日30回を２セット実施するよう指導し、チェック表に記載してもらい毎日確認を行った。呼吸筋トレーニングの37論文のメタ分析では、呼吸困難、６分間

歩行距離、吸気筋力が改善するとの報告がある[1]。また呼吸筋ストレッチ体操の効果として、安静時・運動時の呼吸困難の改善、運動耐容能の改善などがあげられており、呼吸筋トレーニングと比較すると呼吸筋ストレッチ体操の方が6分間歩行距離の改善が認められたとの報告もある[2]。

　3週間後の最終評価時には、動作に呼吸法を同調することが可能となり動作時の呼吸困難も軽減、聴診でも両上肺野のウィーズは軽度となり、強制呼出でもウィーズの増強は認められなくなった。呼吸機能・呼吸筋力、血液検査も改善が認められ、栄養アセスメントも向上し体重も増加した。歩行に関しても呼吸困難は認められるが6分間連続歩行が可能となり、バランス能力も改善し基本動作・ADL能力の向上に至った。

　自宅復帰のためには自室は2階であり、2階まで15cm段差を10段手すり使用にて往復可能、また玄関まで手すりなしの10cm段差が1段あり、10cm段差を手すりなしで昇降可能な能力の獲得が必要不可欠である。段差・階段昇降練習も2週半ばより開始し、5段ごとに休息を要すが、15cm段差10段は手すりを使用し一足一段近位監視レベルで可能となっている。自宅退院も決定したが、今後今回同様急性増悪が起こる可能性も高い。退院後も呼吸筋ストレッチ体操と呼吸筋トレーニングを継続してもらい、チェック表に記載するよう指導する。また自分で行える胸郭や呼吸補助筋のストレッチ方法も指導し、呼吸法に同調した動作・トレーニングの継続を図る。またCOPDの大腿四頭筋の筋力低下は予後に関連し、呼吸機能障害の独立因子であるとの報告もある[3]。筋力・歩行・階段昇降能力維持のために、食事に合わせ筋力トレーニングと階段昇降練習を毎日3回行うよう指導する。

　さらに低栄養のCOPDはサルコペニア・体重減少を合併しており、呼吸機能・運動耐容能の低下、急性増悪のリスクが増加するとの報告もある[4]。本症例も低栄養であり、AWGS2019によるサルコペニア診断基準[5]と照らし合わせても、下腿周径・握力・骨格筋量も基準値以下である。また診断基準には5回椅子立ち上がりテスト12秒以上との項目もあり、今回実施したCS-30のデータから計算するとこの項目も条件を満たすことより、骨格筋量、身体機能、筋力のいずれも低下が認められ重症サルコペニアに該当する。さらにフレイル評価基準[6]においても、5項目中体重減少を除く4項目に該当し、フレイルとしても判定される。

　今後も体重維持、栄養管理も含めた身体機能・呼吸機能・ADL能力の維持を図り、サルコペニア・フレイルの重症化予防、急性増悪のリスクの軽減を図っていく。さらに不安も強く神経症であることからも精神・心理面にも配慮し、訪問入浴サービスの導入検討など家族の介護負担の軽減も考慮しながらリハビ

リを継続していく必要があると考える。

参考文献

1) Beaumont M, Forget P, Couturaud F, et al：Effects of inspiratory muscle training in COPD patients：A systematic review and meta-analysis. Clin Respir J 12（7）：2178-88, 2018.
2) Minoguchi H, Shibuya M, Miyagawa T, et al：Cross-over comparison between respiratory muscle stretch gymnastics and inspiratory muscle training. Intern Med 41（10）：805-12, 2002.
3) Maltais F, Decramer M, Casaburi R, et al, ATS/ERS Ad Hoc Committee on Limb Muscle Dysfunction in COPD：An Official American Thoracic Society/ European Respiratory Society Statement：Update on Limb Muscle Dysfunction Chronic Obstructive Pulmonary Disease. Am J Respir Crit Care Med 189（9）：e15-62, 2014.
4) Hsieh M-J, Yang T-M,Tsai Y-h, et al：Nutritional supplementation in patients with chronic obstructive pulmonary disease. J Formos Med Assoc 115（8）：595-601, 2016.
5) Chen LK, Woo J, Assantachai P, et al：Asian Working Group for Sarcopenia：2019 consensus Update on Sarcopenia Diagnosis and Treatment. JAMDA 21：300-7, 2020.
6) Satake S, Shimada H, Yamada M, et al.：Prevalence of frailty among community-dwellers and outpatients in Japan as defined by the Japanese version of the Cardiovascular Health Study criteria. Geriatr Gerontol Int 17（12）：2629-34, 2017.

第6章　実習報告書例　1. 理学療法

脳室周囲白質軟化症による痙直型脳性麻痺（両麻痺）の一症例：リハビリテーションセンター

 ## I 症例紹介

1. 一般的情報

5歳　女児

2. 医学的情報

【診断名】脳性麻痺（Cerebral Palsy：CP）、痙直型両麻痺（Spastic Diplegia：SD）

【出生歴】在胎週数30週0日、体重1,230g（早産極低出生体重児）

【既往歴】脳室周囲白質軟化症（PVL）

【発達経過】定頚11カ月、寝返り1歳1カ月、座位（割り座）1歳10カ月、ずり這い1歳4カ月、うさぎ跳び（バニーホッピング）2歳0カ月、いすからのつかまり立ち3歳9カ月。【発達検査（新版K式発達検査、3歳4カ月時）】姿勢・運動（P-M）、認知・適応（C-A）、言語・社会（L-S）のいずれの領域とも、境界〜軽度の遅れ　【療育歴】7カ月時より外来理学療法、2歳時より通園センターへ通園開始。理学療法と作業療法、グループ保育を受ける。

3. 社会的情報

【家族構成】両親、姉　【主たる介護者】母

 ## II 理学療法評価

1. 全体像

　健康状態は良好。早産極低出生体重児にて出生し、CP（SD）の診断を受けている。早産低出生体重児に共通する抗重力筋の発達が不十分であり、体幹中枢部の安定性が欠如している。主に両下肢に麻痺があり、下肢の交互運動や選択的運動が困難である。上肢・体幹も軽度の麻痺を伴っているが、障害が軽度であるため日常は上肢や体幹を過剰に使用して運動を行う。日常、室内ではうさぎ跳びで移動し、室外での移動においてはバギーや車いすを使用。発達検査において軽度の遅れを指摘されているが、日常会話におけるコミュニケーションは良好。視空間認知障害が認められ、上下、左右、立体感の発達に遅れがあり、図形を模写することや図と地の弁別も苦手である。

2. 検査・測定

筋緊張の性状および分布	腹部体幹は低緊張、骨盤帯から下肢にかけて筋緊張亢進。腸腰筋、股関節内転筋群、内旋筋群、下腿三頭筋に痙性が認められる。【修正アシュワーススケール（MAS）】右2、左2、左上肢屈筋が軽度亢進（MAS：1）。
形態計測	両側の脚長差、周径とも左右差はみられない（大腿周径：23.0cm、下腿周径：20.0cm）。
姿勢反射検査	陽性支持反射（PSR）陽性
粗大運動能力分類システム（GMFCS）	レベルⅣ
関節可動域測定（ROM）	足関節背屈 右0°、左0°
筋力検査（MMT）	四つ這い、座位、つかまり立ち等の抗重力活動は可能であるが、GMFCSレベルⅣである本児は、共同運動パターンを使わないと筋力が発揮できないため、個々の筋力測定は困難。

姿勢運動パターンの分析

背臥位	骨盤が前傾し腰椎前湾、股関節軽度屈曲・内転・内旋位、足関節は内反尖足位をとる。
腹臥位	背臥位と同様の姿勢をとり、下肢が交叉する。
寝返り	頭部、上肢を屈曲し背臥位から側臥位になり、体幹の回旋および下肢の交互運動が欠如したまま腹臥位になる。この時、頭を挙上すると股関節の内転・内旋傾向が強くなる。
臥位から座位への起き上がりパターン	背臥位から一度腹臥位になり、上肢で支持すると同時に下肢を引き込むように屈曲し、両下肢の間に臀部を落として割り座になる。頚部は過伸展位。割り座は本児が最も好む姿勢である。
長座位	割り座から長座位への変換には、かなり努力を要する。骨盤の回旋が欠如しており、両座骨間で体重移動して下肢を一側ずつ交互に動かし、バランスを取ることが困難であるため、上肢で支持しながらさらに体幹と下肢の屈曲を強め姿勢変換を行う。長座位においては、下肢の痙性の影響により骨盤が後傾し、股関節屈曲・内転・内旋、膝関節屈曲位となり、重心が後方に移動して仙骨部で体重支持する(仙骨座り)。脊柱は後湾(円背)、上肢での支持が必要である。
移動	日常、室内では主に上肢を駆動力としたうさぎ跳びで移動する。移動していった先で再び割り座をとり、自由になった上肢で遊ぶ。
つかまり立ち	上肢で台を引き込むようにして台に寄りかかり、下肢での体重負荷の際には陽性支持反射による異常な同時収縮が出現、下半身を中心とした全身性の伸筋緊張が亢進し、足関節は内反尖足位をとる。
立位姿勢	プラスティック製短下肢装具（AFO）を装着し、台につかまって立位を保持する。体幹前傾位、股関節屈曲位、膝関節も十分伸展することが困難。

日常生活動作（ADL）

食事	いすに座りスプーンを用いて自分で食べることができる。
更衣動作	膝立ち位でズボンを下ろすことができる。座位バランスの援助を受けて靴下の着脱を行う。
トイレ動作	全介助。

問題点

- 足関節の痙性による関節可動域の制限
- 体幹の安定性と回旋の欠如
- 骨盤・体幹・下肢の選択的運動性および下肢の支持性の欠如

目標設定

- 可動性を伴った立位姿勢の獲得
- 下肢の分離運動の学習
- ポスチュラル コントロール ウォーカー（PCW）を用いての歩行
- 車いすへの移乗動作の習得

理学療法プログラム

①足関節の痙性による関節可動域の制限に対し、筋緊張を調整する。端座位において足関節の背屈運動を誘導する。この時、同時に骨盤は中間位に保持し、正常な姿勢コントロールを誘導する。

②足底を床につけて身体を支える感覚（床を踏む感覚）を伝え、体幹のコントロールを促す。端座位で体幹を伸展位に保持した状態で上方へ、あるいは体幹を回旋して側方へ手を伸ばしたりする動作を通し、児が足底に体重負荷しながら体幹をコントロールすることを学習できるよう、理学療法士（PT）は上肢より誘導する（図1）。

③下肢に対する認識の欠如や交互運動の困難性に対して、下肢の選択的分離運動の学習を促す。床に置いた目的物に向かって、一側ずつ児の足を動かすよう指示する（児自身の目で目的の位置を確認して、足を動かす）。PTは反対側の膝よりコントロールし、足底での支持を援助する（図2）。

④座位からの立ち上がりを誘導する。本児は日常上肢で台を引っ張るようにして立ち上がっているため、上肢に依存せず足底でしっかり床を踏ん張り、立ち上がってくるよう誘導する。PTは児の前方で骨盤や大腿部よりコントロールし、児が重力に抗して立ち上がってくるのを援助する。

⑤立位において体幹を伸展し、両下肢で体重負荷、さらにステップ立位で前後への体重移動を誘導。股関節および膝関節が伸展しやすいよう前方に台を置き手がかりを与える。ステップ立位では、後方の股関節をより伸展することを経験させる（図3）。

⑥プラスティックAFOを装着し、PCWを用いて歩行練習を行う。児が体幹を前傾させずに一側ずつステップを出すことを意識させる。児の上肢は側方の握

図1　足底での体重負荷と体幹のコントロールを促す

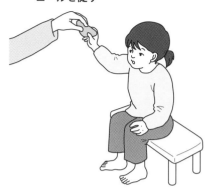

図2　下肢の分離運動を促す

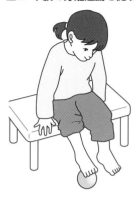

図3　ステップ立位で前後への体重移動を誘導

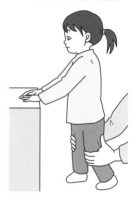

図4　PCWを用いて歩行練習

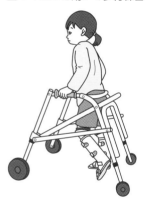

り棒を軽く握る程度にして、下肢の左右の分離運動（立脚側と遊脚側）を意識させる。PTは後方から児の骨盤を操作する（図4）。

 経過の要約

　下肢への認識が高まり、日常生活においてうさぎ跳びのみでなく四つ這い移動で意識的に下肢を交互に動かす場面が増加。GMFCSレベルIVからIIIとなり、室内でPCWを用いた歩行が実用的となった。理学療法場面においては、ロフストランドクラッチを用いての歩行練習を目指している。

VII　考察

　本児は早産低出生体重児として出生し、PVLが認められCPと診断された

SD児である。乳児期より下肢の運動（キッキング）が少なく、左右の分離運動もみられなかった。健常児にみられるような、上肢で下肢に触れたり、下肢を口まで持ってきたりするような運動経験がなく、身体図式（body schema）が欠如していた。月齢とともに活動性が高まってくると、下肢の運動は全体的な屈曲パターンと伸展パターンを繰り返す傾向があった。上半身の活動が活発になるにつれ、連合反応により下肢の筋緊張が亢進してきたことがうかがえる。発達過程において、ずり這い移動の際には、上肢を屈曲位で引き込んで前進するため股関節内転・内旋が強まり両下肢は交叉してはさみ状肢位（scissors posture）を呈していた。うさぎ跳びで移動し割り座で遊ぶようになると、股関節屈曲・内転・内旋が強まる傾向があった。通園センターでも、巧緻性を要する上肢操作やバランスを要求される場面において、連合反応の出現により異常運動が助長され、後の下肢の機能障害の増悪が懸念されていた。本児は常に全体的な屈曲あるいは伸展の定型的運動パターンを用いて活動しており、体幹の回旋が経験されることはない。さらに、足底で十分体重負荷することを経験しないまま上半身を過剰に使用して動き、下肢の緊張の増大や関節拘縮、変形の危険性をはらんでいる。

　本児の理学療法の目的は、PCWを用いて歩行が可能になることとし、そのために必要なステップを積み重ねられるようプログラムを考慮した。まず足関節の筋緊張を調整し、下肢に対する認識の欠如に対しては、ADLにつながるような実際の場面を想定して下肢の運動性を促した。その結果、うさぎ跳びによる移動のみでなく四つ這いで下肢を交互に動かして移動する場面が増加し、室内においてPCWを用いた歩行が実用的になってきた。理学療法で得られた成果を日常生活で生かしていくためには、母親や通園センターの保育士に、児を抱く際には股関節を外転して抱くこと、立位保持具を使用するなどして立位場面を多くすること、またその際に足底（踵）を床につけるよう児に声をかけること等々、実際的場面で児への関わり方を助言していくことが必要であると考える。歩行器の使用方法や食事場面および排泄場面における具体的介助方法についても、本児に良好な方法を伝え実践してもらえるよう助言し、発達を見守っていくことが大切である。

第6章
実習報告書例
2. 作業療法

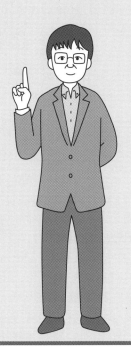

- 作業療法の主目的は、応用的動作能力（食べる、排泄する、料理するなど）や社会的適応能力（仕事をする、患者会に出席する、など）の向上にあります。作業療法士の思考がその主目的に向かっていくことを意識してお読みください。

脳卒中（回復期）：回復リハビリテーション病棟

対象者情報

1. 一般情報

70歳代前半　男性　右利き　【家族構成】妻と二人暮らし。キーパーソンは妻（60歳代後半）。近隣在住（車で15分程度）の長男の嫁がパートの合間に週に2回程度であれば訪問可能。長女家族は他県在住。

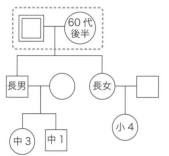

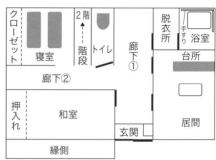

【家屋構造（右図）】2階建ての一軒家。生活空間は1階、玄関の上がり框の高さ20cm、廊下①幅120cm・廊下②幅180cm、手すりは浴室以外なし、トイレは洋式。　【病前の生活状況】朝の散歩を日課とし、月1回程度は妻と旅行したり、趣味の盆栽を楽しんだりしていた。また60歳代後半までは、昔の仕事仲間とゴルフに行ったりして活動的であった。　【病前の性格】几帳面、明るく、前向きな性格であった。　【職業歴】建設会社（建築士）として40年常勤勤務。　【介護保険】未申請　【本人の主訴】歩けるようになりたい、身のまわりのことを一人でできるようになりたい。　【家族（妻）の要望】身辺動作は一人でできるようになってから退院してほしい。

2. 医学的情報

【診断名】右被殻出血　【障害名】左片麻痺、高次脳機能障害　【合併症】高血圧【現病歴】○年×月△日朝8時頃、トイレから出てきた時に、頭痛、吐き気があり、左半身が動かなくなった。廊下にうずくまっていたのを妻が発見し、救急車にてA病院に搬送。CT検査の結果、右被殻出血と診断。搬送時のJCSは30。保存的治療および急性期リハビリテーション（理学療法、作業療法）を実施。1カ月後に回復期リハビリテーション病棟へ転院。

【既往歴】高血圧、高脂血症（40歳代半ばより）　【服薬】降圧剤

3．他部門からの情報（初期評価時）

【医師】出血は内包に至り、運動・感覚麻痺は残る。左方への注意障害がADLに影響すると思われる。高血圧、高脂血症は服薬にてコントロール可能。

【看護師】ベッド上の寝返り、起き上がりは可能であるが、その他のセルフケア全般で介助が必要。食事はベッド上で右手にて可能であるが、左側に配膳されたものの食べ残しがみられる。食べこぼしはみられない。まずは病棟内でのセルフケア自立範囲拡大を目指す。**【PT】**左下肢のBrunnstrom stage Ⅳで、筋緊張はやや亢進しており、足部は尖足傾向。立位バランスは左下肢の支持性が不十分で膝折れがみられる。SLB装着、一本杖を使用しての独歩の獲得を目指す。**【ST】**会話時に発語がやや聞き取り難いこともあるが、コミュニケーションに特に支障はみられない。摂食時、嚥下は努力性である。**【MSW】**夫婦の年金で生活上での経済的問題はない。退院後は地域福祉の在宅サービスを活用（デイケアや福祉用具貸与等）することも考慮に入れ、リハビリテーションの経過をみながら、介護保険の申請をすすめる。

Ⅱ　作業療法初期評価

1．基本的能力（心身機能・構造）

バイタルサイン	血圧 130〜78　脈拍　76/分
左Br.Stage	上肢Ⅳ、手指Ⅳ、下肢Ⅳ
痛み	左肩の可動最終域に運動痛あり（亜脱臼あり）
関節可動域	左肩関節：屈曲100° 外転100° 外旋30° 内旋35°（最終域に痛み）
左股関節	屈曲70°（膝伸展位）、外旋50°、足関節：背屈0°
感覚	**【表在感覚〜触覚覚】**上下肢とも中等度鈍麻
深部感覚	運動・位置覚との中等度鈍麻
筋力	**【右（健側）】**上肢下肢筋群Gレベル、握力31kg
反射、筋緊張	腱反射（図）。左肘関節・手関節・手指屈筋群、左前腕回内筋群、および左膝関節伸筋群、左足底屈筋群に痙縮がみられる。
病的反射	ホフマン反射、ワルテンベルグ反射、バビンスキー反射：左側陽性
バランス	**【座位バランス】**問題なし、座位保持可能　**【立位バランス】**立位保持不可能。左（患側）下肢の支持性が不十分なため静的な姿勢保持時間は数秒であり、外乱負荷は実施困難。
高次脳機能	左半側空間無視あり　**【線分抹消テスト】**左側1/4残す　**【線分二等分テスト】**右への偏り著明、注意・遂行障害あり　**【TMTテスト】**PartA 230秒　PartB 325秒（左側の見落としあり）
知能	特に問題なし、MMSE 27点

2．応用的能力（活動）

【ADL】FIM 88点：以下は、各項目の点数と介助状況。なお、排泄コントロール（排尿管理・排便管理）、コミュニケーション（理解・表出）、社会的認知（社会的交流・記憶）については7点：自立である

食事5点	左側に配膳されたものの食べ残しがあり、配膳配置の考慮、声かけが必要
整容4点	右手で洗顔、歯磨きを行うも左側は不十分
清拭2点	右手で左上肢、大腿部のみ可能、その他は介助を要す
更衣（上半身）2点 更衣（下半身）2点	ほぼ全介助、右側は協力動作あり
トイレ動作2点	服の上げ下げに介助
移乗（ベッド・いす・車いす）2点 移乗（トイレ）2点	腰の引き上げ、患側介助要す
移乗（浴槽・シャワー）1点	シャワーキャリー使用、全介助
移動（歩行・車いす）2点	車いす使用、操作不十分、左側の対物との衝突あり
移動（階段）1点	行っていない
社会的認知（問題解決）5点	日常の問題対応は可能

3．社会的能力（参加）

　移動が困難なため、病室外での交流は少ないが、病室内の他患者との対人交流あり。来客も多い。

4．統合と解釈（評価のまとめ）

　右被殻出血により左片麻痺を呈する70歳代前半の男性であり、1カ月の急性期リハビリテーション（理学療法・作業療法）後、回復期リハビリテーションを開始する。現在、院内での身のまわり動作は健側（右手）にて行っており、ほぼ全介助の状態である。左上肢・手指・下肢ともにBr.Stage Ⅲで上肢屈曲筋群、下肢伸展筋群の緊張は高く、感覚障害もみられ、左手は廃用手、移動は車いすを使用している。また左半側空間無視による左側の見落とし等の注意障害もみられ、これらの機能障害が食事、トイレ、更衣、整容といった身の回り動作の遂行を妨げている。今後、片麻痺機能の向上は見込まれるが、左側の麻痺症状は残り、左手は準補助手レベル、右手を実用手とした身のまわり動作の向上を目指す必要がある。退院後は60歳代後半の妻と二人暮らしのため、身のまわり動作に関しては、1時間程度の留守番可能な身の回り動作能力の獲得が望まれる。コミュニケーションには問題なく、前向きな性格でもあり、訓練への動機づけは容易と考えられる。

5．対応すべき生活課題

　妻と二人暮らし在宅生活、およびそれに向けた食事動作、排泄動作、更衣動作の自立範囲の拡大。

作業療法計画

1．リハビリテーション目標

【在宅復帰】妻との二人暮らし継続のため、留守番可能な身辺動作の自立

2．作業療法長期目標（3カ月）

在宅を想定した「排泄（洋式トイレ）動作、食事動作、整容動作、更衣動作」
の自立

3．作業療法短期目標（1カ月）

「病室のポータブルトイレによる排泄動作、ベッド上での食事動作、整容動作」
の向上

4．作業療法プログラム（短期目標に対するプログラム）

プログラム	目的	方法（段落づけ）
ワイピング	●麻痺側上肢のリーチと把持機能の向上 ●左側注視の範囲拡大	机上にてタオルの上に置いた筒状の物を握り（前腕中間位・手関節軽度背屈位）それでタオルを滑らすように動かす。前後左右の単一運動→円を描くような複合運動を行う。また左側へ目標物を設定し、それを注視するように行う。徐々にその範囲を拡大していく。
ペグボード	●麻痺手の機能（把持－運搬－離す）向上 ●左側注視の範囲拡大	机上の右側にペグボード（ペグを挿しておく）を起き、左側にタオルを敷いておく。麻痺手でペグを把持して左側のタオルの上に置いて置く。ペグの径を大きくすることで把持する時の手指伸展範囲を拡大する、またペグを離す場所を低い位置から高い位置へと段階付ける。
机上での両手動作による簡易作業	●両手動作技能向上（右手実用手、左手準補助） ●立位バランス、耐久性の獲得	麻痺手の手掌または尺側部で新聞紙を押さえて、あらかじめちぎり線を描き、その線に沿って健側手でちぎる。また座位から立位での作業へと段階付ける。
ADL訓練 ●食事動作 ●整容動作 ●排泄動作 ●更衣動作	●身のまわり動作の向上	病棟・病室で実施する。食事動作は左手での茶碗固定、左側の食物の食べ残しがないように指導。整容動作は片手動作での洗顔時の左側の洗い残し、歯磨き時の左側の磨き残しのないよう指導。排泄動作は病棟の洋式トイレで健側上下肢を活用して実施。更衣動作は患側手を可能な限り参加させて、ベッド上で実施。

 作業療法経過（短期目標に向けた1カ月の経過）

　症例は、訓練に対して前向きな姿勢で継続した。患側手については、ワイピングにより麻痺側の肩の動きに対する肘伸展の分離運動、またペグボードにより、握る、離すといった動作技能の向上、左側の目標物への注視も、こちらの指示なくしても徐々に可能となり、その範囲も拡大していった。患側手の機能向上に合わせて3週目に導入した両手動作による簡易作業（机上で新聞紙を麻痺手で押さえて、健側手で線に沿ってちぎる）では、座位で開始し、3日で作

業要領を理解し、その後は立位でバランスを保ちながら可能となっていった。また並行して実施した病棟でのADL訓練では、食事摂取時の左側の食べ残し、洗顔での左側の洗い残し、歯磨きでの左側の磨き残しも徐々に改善され、患側上下肢の片手による病室でのポータブルトイレの動作、またベッド上での更衣動作の技能が向上、遂行時の安全性も増した。さらには、食物摂取時の茶碗固定や上衣のボタン留めの際の裾の固定などの際に、患側手の参加がみられるようになり、両手動作による身のまわり動作技能も向上していった。

 ## Ⅴ 再評価（結果）と作業療法成果のまとめ（考察）

　再評価では、Br.Stageは上肢Ⅴ、手指Ⅴ、下肢Ⅴに向上し、筋緊張、関節可動域制限、感覚障害は軽減した。また左側の注視範囲は拡大し、TMTテストでは、PartA 185秒 PartB 220秒と遂行機能も向上した。ADLも食事、整容、更衣、トイレ動作が自立〜監視レベルへと向上し、移乗、移動動作の向上も併せて、FIMは113点となり、病室内での身のまわり動作はほぼ自立となった。

　訓練開始当初、リーチの際に上肢屈筋の痙性により肩内転・内旋位での肘伸展となっていた。その後、セラピストの口頭指示と徒手的な誘導、また目標物を設定することで患側注視を意識づけたワイピングによる左側方向へのリーチ動作の反復練習により上肢屈筋群の痙性による筋緊張が緩和することで、肩外転・屈曲位での肘伸展が可能となった。くわえてペグボードを使った訓練においても、左側へのリーチ範囲、注視範囲の拡大、および患側手指の伸展において自動可動域が拡大した。患側手指の伸展において自動可動域が拡大したのは、最初にペグを離す高さを、患側上肢を下垂位となるように机より低い位置に設定することで患側上肢の脱力が促され患側手指の伸展動作の学習効果につながったと考えられる。そして、これらのワイピング、ペグボードを活用した反復運動により、簡易作業（机上の新聞紙を患側手で押さえ、健側手でちぎる）の中で、患側手を任意の場所にコントロールし新聞紙を押さえるといった上肢による動作が可能となった。さらには、立位で行うことで、立位バランス、耐久性が向上した。そして健側手を実用手、患側手を準補助手とした両手動作技能の向上、左側への注視範囲の拡大、立位バランス・耐久性向上が、ADL訓練において、食事での茶碗固定、ボタン留めの裾の固定としての患側手の参加、左側の食物の食べ残しや洗顔時の左側の洗い残しの軽減、またポータブルトイレ使用時の安全性、ベッド上での更衣動作等の身のまわり動作の向上につながり、ADL自立範囲は拡大したと考えられる。今後、退院後は妻との二人暮らしが想定されており、長期目標である在宅での洋式トイレ、食事動作、整容動

作、更衣動作の自立へのプログラム立案、また退院時の移動手段を考慮した家
屋改修指導や福祉制度の利用なども検討していく必要がある。

脳卒中（生活期）：訪問リハビリテーション

Ⅰ 対象者情報

1. 一般的情報

60歳代　女性　【家族構成】夫（キーパーソン、60歳代）と二人暮らし、同一県内に娘夫婦が暮らしている（車で1時間ほど）。【家族の介護力】夫は日常生活に対する介助は可能であるが、持病があるため過負荷にならないよう注意が必要である。娘は週末であれば支援が可能な状況である。【家族関係】良好。夫、娘ともに介護には積極的かつ協力的な印象である。【職業歴】専業主婦　【教育歴】大学卒　【今回の発症前の生活状況】家庭内役割として、家事全般を担っていた。もともと外に出る頻度は少なく、買い物や外出はまとめて行うようにしていた。夫はすでに退職しており、買い物などは夫に手伝ってもらいながら助け合って生活していた。【病前性格】精神的に緊張しやすく、慣れない人や事柄への対処は苦手である。家族や心を許した人には世話焼きである。【家屋状況】2階建ての一軒家　【病前】リビング、洗面所は1階にあり、寝室は2階にある。【退院後】寝室は1階に移動し、日常生活は1階で完結するように調整した。【経済状況】生活に困らない程度の貯えあり。【趣味】料理、裁縫　【利用している社会的サービス】退院時の介護度（要介護5）、ヘルパー（朝・晩の巡回支援）を利用している。

2. 医学的情報

【主たる診断名】アテローム血栓性脳梗塞（中大脳動脈領域）【障害名】左片麻痺　【合併症】高血圧、高脂血症　【現病歴】20XX年Y月Z日、自宅にて昼食の準備を行っている最中に倒れた。夫が救急要請し、A大学病院に緊急搬送された。Z+59日にB病院の回復期リハビリテーション病棟に転院し、理学療法、作業療法、言語聴覚療法を実施したが、感染症により長期間ベッドサイド中心の対応となり積極的な介入が困難な状況であった。Z+230日に自宅退院となった。

【既往歴】なし　【禁忌事項】特になし　【服薬状況】降圧剤、抗血小板剤　【作業療法依頼票（処方箋）内容】夫と2人の生活が成り立つように下記の内容にて介入する。　①身の回りのことで、自分でできることを増やす。　②日常生活活動の介助量が軽減する。

3. 他部門からの情報

【医師（主治医）】血圧変動などの状態変化に注意しながら家庭でできることを増やしてほしい。【医師(指示医)】作業療法依頼票の通り。【介護支援専門員】

キーパーソンである夫に負担がかかり過ぎないように家庭生活を進めていきたい。家に他人がくることを好まないため、在宅サービスは可能な限り少なく調整したい。【ヘルパー】日常生活活動全般最大介助である。特に排泄では、頻尿でオムツ交換が頻回となりやすい上に、自己での体動が不十分なため、対象者・介助者ともに負担が大きい。

4. 初回観察・面接時の情報

印象	初めての訪問リハビリテーションということで緊張している様子であった。リハビリテーションに対しては協力的であった。
対象者の主訴	左の手足がうまく使えない。
対象者の希望	一人でトイレに行きたい、歩きたい。
家族の希望	対象者の望みを叶えたい。
自宅退院後の生活状況	日常生活活動全般に最大介助を要する状態であり、夫やヘルパーの介助にて生活をしていた。朝・昼・夕の食事時間以外はベッド上で過ごすことが多く、生活範囲はリビングと寝室のみであった。

Ⅱ 作業療法初期評価

1. 基本的能力

片麻痺機能	Brunnstrom stage（左）Ⅴ-Ⅴ-Ⅴ
関節可動域	肩関節（左）屈曲100°、外転100°
感覚	表在・深部ともに軽度鈍麻
筋力（MMT）	右上下肢3、体幹2
認知機能	MMSE 30/30点

2. 応用的能力

FIM　49/126点（運動項目：19/91点、認知項目：30/35点）

コミュニケーション	日常会話において問題なし。
起居	一部協力はできるが、最大介助を要する。
屋内移動	車いすを使用し、最大介助を要する。
食事	普通食。スプーンに食物をすくう介助を行うと、自身で口元まで食物を運ぶことができる。
整容	顔の清拭、部分的な整髪、前歯を磨くことはできる。
更衣	袖を通す、ボタンを一部止めることはできる。
排泄	オムツを着用している。部分的に姿勢を変える協力はできるが全介助を要する。
入浴	週末に娘と夫の2人介助にて入浴を行う。

3. 社会的能力

- 家庭内役割（家事全般）を遂行することができない。
- 趣味（料理や裁縫）は再開できていない。いつか再開したいと思っている様子である。

4. 環境資源活用

● 夫と娘の介助以外はヘルパーを活用している。慣れない人との交流が苦手であり、在宅サービス導入には消極的で、通所系のサービスも拒否を示している。

● 家屋は改修済みで、生活は1階で完結できるように調整されている。トイレや浴室には手すりが設置されている。

5. 作業に関する個人特性

もともと器用で手作業などを好んでいた。発症後は、心身機能の低下に伴い、自発的に作業に取り組もうとする様子はみられない。

6. 評価のまとめ

60歳代女性、アテローム血栓性脳梗塞による左片麻痺。8カ月間の入院（急性期・回復期）を経て、自宅に退院し、訪問リハビリテーションを開始した。入院時に感染症など状態悪化にて積極的な介入ができない期間が長く、現状では、片麻痺や感覚障害以外に、廃用による関節可動域制限、筋力低下が認められ、日常生活活動全般に最大介助を要している。もともと、不慣れな環境への適応が苦手な様子であり、ヘルパーは活用しているが、家族以外の介助には消極的である。夫との二人暮らしの継続を考えると、対象者でできることを増やし、日常生活活動の介助量の軽減が必要である。対象者は、トイレに一人で行けるようになることを強く望んでいる。ヘルパーからも、排泄動作が対象者と夫の負担になっている印象があるとのことであり、排泄動作に関しては、早急な対応が必要と考えられる。

Ⅲ 問題点と利点

1. 問題点（生活機能を中心に記載する）

心身機能・身体構造	右上下肢・体幹の筋力低下、左上下肢の運動麻痺、右上肢の関節可動域制限、左上下肢の感覚障害
活動	起居動作最大介助、日常生活活動最大介助
参加	生活範囲は狭小化しており、家庭内役割や趣味は再開できていない

2. 利点

①**心身機能・身体構造**：認知機能は良好で動作手順などの理解ができる　②**活動**：起居動作、ADLの一部において協力ができる　③**参加**：訪問リハビリテーションへ参加できる　④**環境因子**：家族が介助などに協力的である、家屋改修（調整）が済んでいる　⑤**個人因子**：慣れた人や環境下では穏やかに過ごすことができる

作業療法計画

1. 主目標

夫の支えのもと自宅での生活が継続できる。さらに、病前行っていた趣味を再開することができる。

2. 副目標

- 基本動作が見守りで可能になる。
- セルフケアは、食事・整容が自立、排泄・更衣が見守り、入浴が軽介助で可能になる。
- 家事（料理）や趣味（裁縫）が部分的に再開できる。

3. 実施計画（実施内容・方法）　訪問2回/週、1回60分

- 寝返り、起き上がり、端坐位、立ち上がり、移乗、移動の動作確認と動作練習を実施する。
- 排泄動作練習を中心に、食事→整容→更衣→入浴の動作確認と動作練習を段階的に実施する。
- 夫が行っている昼食の料理場面に立ち合い、対象者ができそうな点を対象者・夫とともに検討する。

初期は、1～3それぞれの動作に関連する身体機能練習として、関節可動域練習、筋力増強練習、上肢機能練習を実施するが、身体機能練習は対象者・家族が慣れてきたところで自主練習に移行する。

 作業療法経過

対象者・家族ともに理解が良好であり、身体機能練習はスムーズに自主練習に移行することができた。動作練習では、動作において課題になっていることを対象者・家族と共有し、うまくいかない点はその都度指摘をしながら、動作学習を促した。日常生活では、ベッド臥床時間が少なくなるよう、対象者・家族と生活様式を見直した。

1カ月	● 寝返りが自立、起き上がりが軽介助、端坐位が見守り、立ち上がり・移乗・移動が中等度介助となった。 ● ポータブルトイレでの排泄が中等度介助で可能となった。食事は自立、整容は最小介助、更衣は中等度介助、入浴は最大介助となった。 ● 夫の昼食準備に立ち会うようになり、料理に関する指示をするようになった。「自分でも作れるようになるとよいな」と発言するようになった。
2カ月	● 起き上がり・端坐位が修正自立、立ち上がり・移乗・移動が軽介助となった。 ● ポータブルトイレでの排泄が軽介助となった。トイレでの排泄は中等度介助で可能となった。更衣は軽介助、入浴は中等度介助となった。 ● サラダの盛り付けなど、座りながら行える作業を積極的に行うようになった。

第6章　実習報告書例　2. 作業療法

3カ月	● 立ち上がり・移乗・移動が見守りとなった。
	● ポータブルトイレでの排泄が見守りとなった。トイレでの排泄は軽介助で可能となった。更衣は軽介助、入浴は中等度介助となった。
	● 昼食時には、一品は自身で作るように意識するようになった。

 ## Ⅵ 6カ月時点での評価と作業療法成果のまとめ

1. 基本的能力

片麻痺機能	Brunnstrom stage（左）Ⅴ-Ⅵ-Ⅵ	関節可動域	肩関節（左）屈曲160˚、外転160˚
感覚	表在・深部ともに軽度鈍麻	筋力（MMT）	右上下肢4、体幹4
認知機能	MMSE 30/30点		

2. 応用的能力

FIM　110/126点　（運動項目：80/91点、認知項目：30/35点）

コミュニケーション	日常会話において問題なし	起居	自立
屋内移動	歩行にて環境制限型の修正自立	食事	自立
整容	自立	更衣	自立
排泄	修正自立、夜間はポータブルトイレを使用	入浴	見守り、2日に1回入浴を行う

3. 社会的能力

　料理は3食（朝・昼・夕）関わるようになる（夫と2人で作っている）。その他の家事動作も部分的な参加が可能となっている。裁縫も再開した。

4. 環境資源活用

　夫の負担を軽減したいと対象者自身が考えるようになり、ヘルパー以外にも通所サービスを検討している。

5. 作業に関する個人特性

　感覚障害の影響により、細部作業の困難さはあるものの、自発的・継続的に作業に取り組もうとしている。

6. まとめ

　片麻痺や感覚障害は残存しているものの、廃用による関節可動域制限、筋力低下は改善が認められ、日常生活活動は見守り～自立となった。自身でできることが増え、家庭内での役割が再開されたことで、自信や積極性を取り戻した様子である。夫と2人の生活はトラブルなく継続することができている。

　料理は3食（朝・昼・夕）のすべてを自身で遂行できるようになること、屋外の移動が安心して行えるようになることを目標として、訪問リハビリテーションを継続している。

6-2-3
頚髄損傷：リハビリテーション病院

I はじめに

　今回4年次の臨床実習（7週間）で中心型頚髄損傷となった60歳代後半男性を担当し、趣味のラジコンヘリコプターとそこに関わる交友関係の再開に向け作業療法を実施したのでここに報告する。

II ICF健康状態および基本情報

1. カルテより

【診断名】C3-6頚髄損傷（中心性）、C3-5後縦靭帯骨化症

【障害名】不全四肢麻痺、膀胱直腸障害（ASIA impairment scale D）

【現病歴】自宅屋根の雨どいのごみ掃除中に脚立から転落し受傷。即日A病院に救急搬送され入院。後縦靭帯骨化症が認められC3-6の頚椎椎弓形成術施行。術後3日でベッドサイドからOT、PT実施。さらに2週間後容態安定し、リハビリ目的でB病院（本実習の施設）に転院、そこで約2カ月OT、PT実施し現在に至る（受傷より3カ月弱経過）。頚椎カラー固定を約2カ月実施。

【服薬状況（1日）】リリカ® 75mg 1T×2、ダントリウム® 25mg 2T×2、マグミット錠® 300mg 2T×3、ラキソベロン® 5mg、新レシカルボン坐剤® 1T（痺れ、痙性抑制、排泄に関与の服薬）

【家族およびキーパーソン】妻（60歳代半ば）

【ゴール】現在から2～3カ月程度にて入浴・外出以外は自立した状態で自宅退院

2. 他部門情報

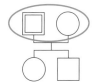

【医師】不全麻痺なので時間ともにまだ改善は見込める。現状日中やることもあまりないようなのでOTにはADLの他に離床が促せるような活動の提供を期待する。　【看護師】全身状態は安定しているが介助している部分はまだまだ多い。ゆっくりだが麻痺が改善傾向にあるので自分でできそうなことも増えてきた印象。　【PT】自宅はフローリングなので屋内は歩行器など使って歩行移動を目指す。機能向上とともに筋緊張の亢進は抑制したい。

III 作業療法初期評価結果（主にICFごとに示す）

1. 第一印象

　トレーナー上下の乱れなどなく清潔感がある。挨拶すると目を見てしっかり応対するが表情は硬い。しばらく話すとだんだん緊張が和らぎ、笑顔も見られ

た。

2．個人因子

【学歴と職歴】定年退職後、現在はマンション管理の会社で嘱託社員として勤務。高校卒業後にスーパーマーケット運営会社に就職。その後1級ボイラー技士を取得し商業施設のビル管理会社に転職、退職まで勤務した。

【趣味・嗜好】若い時から鉄道模型やラジコンヘリコプターを楽しんできた。現在も模型サークルに参加し、特にラジコンヘリコプターを河川敷で飛ばすことが一番の楽しみ。OTSがまったく知らないと話すと、最近注目されているドローンとヘリコプターの違いを楽しそうに説明する。「従来のヘリコプターは操縦が難しかったが最近のドローンは操縦がしやすい。麻痺のある手では送信機のスティック操作は難しいが、ドローンのほうならできるかもしれない。再び操縦ができたらよいのだが」と話す。 **【性格】**静かで慎重な印象。

【主訴】「少しでも動けるようになり早く退院しないとほぼ毎日病院に来ている妻にも悪い」と話す。

3．環境因子

物的環境因子	**【自宅】**首都圏近郊の持家（戸建）に居住。商店などがある最寄り駅までは歩いて15分程度。 **【経済状況】**今後仕事での収入は見込めないが、妻のパート収入があるほか、本人の弁では加入の生命保険が下りることになり、何とかなりそうで少しは安心したとのこと。
人的環境因子	**【家族】**妻は近所の薬局でパート勤務。同居の妻以外には別居の30歳代後半のそれぞれ世帯を持つ娘、息子がいる。娘は他県に嫁いだため、お正月休み、GW、夏休みに会う程度。息子は電車とバスで1時間、車で30分くらいの所に在住。それぞれ関係性は良好で協力的。妻も自宅退院には前向き。 **【交友関係】**ラジコンヘリのサークルの友人がいる。特に仲の良い2〜3名は頻繁に見舞いに来て話をしている。

4．心身機能・身体構造

全身状態	血圧130/76前後で安定し頚椎カラーなしとなった以降も特に問題なし。自律神経過反射等の症状もみられない。車いす乗車でリハビリするなど2時間程度は問題なく過ごせる。
腱反射	左の肘屈曲、膝蓋腱は亢進、他やや亢進（図）。
筋緊張	全身的に痙縮が認められ亢進。下肢は伸展、上肢・手指は屈曲傾向である。体幹でも亢進しており、上部胸椎の屈伸、骨盤の前後傾は非常に狭い範囲でしかできない。起居の姿勢変換時に全身的に伸展する痙縮も認められる。背臥位のほうが減弱する。
ROM	著明な制限が認められるのは以下の通り。肩屈曲左90°右85°、外転左右90°、外旋－5右－15°（以上いずれも有痛性）、手関節掌屈左80°右70°、背屈左70°右60度、足関節背屈左右5°。

筋力	握力左8kg、右4kg、主要MMTは次の通り。①肩屈曲左右3、②肩外転左3右4、③肘屈曲左4右3、④回外左右4、⑤手関節背屈左右4、⑥肘関節伸展左4右3、⑦深指屈筋左右4、⑧小指外転左4右3、⑨股関節屈曲、膝伸展、底屈は左右とも4。
上下肢知覚機能	深部感覚ごく軽度鈍麻（左<右）、触覚・温痛覚中等度鈍麻（上肢>下肢、左>右）、しびれもあり。入浴時の温かさなどはわかる。食器の温度も感じるが受傷前に比べ鈍い感じと話す。
上肢機能	手指を分離して動かすことはできるが非常に緩慢で、屈筋群の筋緊張も亢進していることから、開くことに努力を要する。麻痺は非利き手の左のほうがやや軽度。弱いが両手とも握り動作、つまみ動作は可。STEF左56点、右42点。
姿勢保持	端坐位にて活動可能。端坐位で両脚も浮かすことできる。ただし非常に努力性で上肢挙上時などは体幹の筋緊張を高めて活動するため体幹伸展やや後傾気味となっている。
高次脳機能	問題なし
精神心理機能	「こんな体になってお先真っ暗だ」「家内にはこれからどれだけ迷惑をかけるのか」とのネガティブな発言が時折みられるが抑うつ傾向などではない。「前より右の親指が動くようになったんだよ」等自身の回復を認める発言もある。怪我も理解しており全体的に安定している。

5. 活動

基本動作	【起居】電動ベッドを手でリモコン操作し、背上げをしたところから端坐位になることができる。【立ち上がり】ベッドの移乗用手すりを利用して近位監視レベルで可能。【移乗】車いす利用時はベッドの移乗用手すり利用で立位経由にて足を踏みかえ可能。近位監視レベル。【移動】屋内車いす駆動が主に下肢でできるがまだ遅い。車いすは乗車だけならば2時間程度可能で介助者があれば外出も可能。歩行は平行棒内なら軽く支え可能。
ADL	以下の通り。BADLのみ。IADLは実施されていない。 【食事】食堂で利き手の右手にて太柄スプーンと太柄フォークで自立しているが肩外転傾向で顔を近づけかなり努力性である。【歯磨き】車いすで洗面所にて自助具で自立だが食事と同傾向。【洗顔】おしぼりで自立。【髭剃り】カフを付けた電動シェーバーで行うがゆれて不完全にしか剃れない。【更衣】上衣は時間がかかるものの、端坐位でリーチャーを使い着衣が可能である。脱衣は同様にリーチャーも使い行うが非常に時間がかかり非実用的。下衣は立ち上がって上肢を用いてウエストの上げ下げが可能。近位監視レベル。脱衣は端坐位で両足をすりあわせ裾が自然に落下し脱ぐことができる。履くことは脚に手が届かず、すそが入れられずできない。靴下はリーチャーでひっかけて脱ぐことができるが、裾と同様に脚に靴下を届かせることができず履くことはできない。靴も靴下同様の理由で、脱ぐ際はリーチャー、靴ベラで靴の踵を押して脱げるものの、履くことはできない。【排泄】排尿はバルーンカテーテル留置で排便もまだベッド上で介助である。しかしごく軽介助で便座に座ることができる。【入浴】入浴は院内浴室にシャワーキャリーで移動し、シャワー浴しており、洗体は全介助である。
FIM	73/126点（運動項目：38/91点、認知項目：35/35点）

6. 参加

【仕事】休職中。対象者自身、回復的にも年齢的にも復帰は難しいと考えている。

【趣味】ヘリコプターを飛ばすなどの趣味は現在できていない。楽しみがなくなってしまっているが、本人は回復に必死な印象。一方ヘリコプターのサーク

ルの友人との交流は面会によってできている。また息子が日中テレビ以外にも何か楽しめるようにとiPadを持ち込んだが、それは操作できた。スマートフォンでは小さく画面が見えなかったり、微細な操作ができず断念していたが、それよりもサイズが大きいiPadなら可能であった。インターネット閲覧はパソコンでしていたがスマホ・iPadは使用したことがなかった。

【交友関係】模型サークルの仲間が見舞いにきてくれる。部分的に見守りや介助があればベッドから車いすに移動し、駆動してホールなどで面会ができる。

【家庭内役割】もともと家事は妻が行っていたが、受傷の原因となったような家屋の保守管理などは対象者が行っていた。また経済的には世帯主として支えていた。

Ⅳ 作業療法評価のまとめ

　約3カ月前に転落で受傷し、C3-6頚髄損傷で不全四肢麻痺を呈した60歳代後半の男性である。頚椎椎弓形成術施行と2カ月のカラー装着後、回復期リハビリテーション病棟にてOT、PTが実施されている。持ち家に60歳代後半の妻と同居しており、家族関係も良好でゴールは自宅退院。静かで慎重な性格で若い時から好きなラジコンヘリのサークルに参加している。この趣味は現在できていないが友人の面会は頻回。

　麻痺は上下肢に運動・知覚とも中等度認めるが全身状態は安定しており筋力もMMT3〜4レベルに回復中。端坐位で動作可能であるが全身的に筋緊張亢進しており体幹は硬い。起居は自立、車いす移乗も近位監視レベルで可能である。ただし肩は有痛性の制限があり上肢挙上は屈曲外転ともに90°程度で、特に右で手指もつまみ動作など力が入りにくい。

　屋内移動は上下肢で車いす駆動できるが遅い。乗車のみなら2時間程度可能である。歩行は平行棒内で軽く支持し可能。

　BADLは食事が太柄スプーン・フォークで自立、歯磨きも自助具で自立だが肩周囲の筋力低下と筋緊張亢進にてかなり努力的で、洗顔もおしぼり利用である。髭剃りもカフ付き改造電動シェーバーで行うも力が入らず不完全である。上衣更衣は脱衣が困難。下衣は近位監視で立位によりウエストの上げ下げができる一方、裾は通せず履くことができない。同様に靴下、靴も脱げるが履くことができない。排尿はバルーンカテーテル留置で排便もまだベッド上で介助である。しかしごく軽介助で便座に座ることができる。入浴はシャワーキャリー使用でシャワー浴、洗体は全介助である。

　IADLは実施していない。また家族や友人が面会に来る時、リハビリ時以外は病棟でできることがテレビを見るぐらいしかない。最近家族がiPadを持ち

込み、操作できるとわかった。

1. 問題点と利点

問題点	利点
● 自宅退院に向けていまだ部分介助のADLが多い。 ● 手指・上肢機能の低下 ● 全身的に筋緊張が亢進している ● 趣味活動など参加面が低下している	● 動機につながる趣味が明確 ● 家族と友人が存在する ● 対象者が前向きである

2. 介入に向けた考察

　本症例は家屋改修が可能な持ち家に居住し、同居の妻も受け入れが良いためゴールに沿い自宅復帰能力を身に着けることが最終目標となる。聞き取りでも主訴は自宅退院であったが、聴取等から対象者が楽しみとして感じている作業はラジコンヘリコプターと考えた。そこで退院後、将来的に趣味が再開できることを目標にその準備段階となる作業療法を実施するよう提案し合意を得ることとした。趣味の再開は退院後に妻から日常的な介助をしてもらうだけの生活になることを防ぐ意味でも重要と考えた。趣味の再開に関連してサークルの友人との交流も対象者にとって大きな意義があると考え、起居・移乗なども自立に向け強化し、面会しやすくなるようにした。

　またBADLの自立や質の向上も、のちに趣味につながる手指や上肢機能の向上にも意義があることから目標として提示し合意を得ることとした。回復に伴い筋緊張も亢進傾向にあることから、食事では自助具はしを利用し、肩の屈曲が少なく摂食できるよう工夫、洗顔も努力性にならないような指導を行うこととした。また下衣および靴下も着衣と靴履きの自立を目指すこととした。特に下衣更衣はバルーン抜去時、トイレでの排泄に移行した際すぐ応用でき活用できるため重要と考えた。

　本症例はPTが主に屋内歩行自立に介入しており、現状でこの点は業務分担をすることとした。

3. 作業療法目標

長期目標（3カ月後）	短期目標（実習期間に合わせ1カ月後）
● 自宅退院に向けた食事・整容・更衣の自立 ● 自宅環境で一部介助による排便・入浴が実施できる ● 自宅退院できるための自宅環境整備の完了 ● 屋内の実用的な歩行の自立 ● 趣味活動の一部再開	● 右手で自助具はしにて食事ができる ● 車いすで洗面所に行き手とスポンジで洗顔ができる ● 髭剃りが電動シェーバーで自立できる ● 上衣更衣が実用的になる ● 下衣と靴下の着衣ができる ● 靴を履くことができる ● iPadでインターネットが閲覧できる

4. 作業療法計画

①自助具利用によるADL訓練（・実際の食事場面における自助具はしの導入　・洗面所での手とスポンジを用いた洗顔・髭剃り練習　・リーチャーを使った下衣の着衣練習および、ソックスエイドを使った靴下履き練習、靴履き練習）

②iPadの操作練習

③起居・移乗・移動練習

④筋緊張減弱する背臥位での関節可動域訓練

5. 作業療法実施経過

　1カ月間毎日実施したのは③起居・移乗・移動練習と④関節可動域訓練である。自室から作業療法室への移動に伴う活動として起居・移乗・移動練習を実施し自立に向けた。また関節可動域訓練では筋緊張亢進の抑制のためリラクセーションを重視した。

　自助具はしの導入では右手前腕の回外を意識して実施してもらうと右肩の拳上や外転が減った。「スプーンとフォークよりも食べやすい、右手の動きも良くなった気がする」との発言あり。洗顔は洗面所に車いすで行き、実際に洗う練習を行った。実施の際に不必要な筋緊張亢進でリーチが努力性になるのを防ぐため、洗面の淵に両前腕を軽くつけ、体幹を脱力することで顔を手に近づける指導を行った。手が開ききらず、水もすくいにくいので石鹸は手でつけ、洗顔用のスポンジを用いてすすぐようにしたところ徐々に実用的となった。髭剃りもシェーバーをカフに頼らず指でしっかり把持し実施するよう指導した。これらは介入後1週間ほどで病棟でも日常的に可能になった。

　更衣練習は上位の脱衣と、下衣はリーチャーを使った裾通し練習と、ソックスエイドを使った靴下履きの練習を行った。いずれも本人の労作性が高く「これは病室でなかなかできない」と発言があった。それでもリーチャー操作とソックスエイド操作に慣れたころ下衣と靴下は病棟でも実施できるようになった。靴は履きやすい特定の一種で練習し履けるようになったが、かなり時間を要し最後まで実用的にはならなかった。

　iPadで基本的なボタン操作、タッチパネル操作ができることを確認したので、サイト閲覧、動画の閲覧の仕方を伝え実際に楽しんでもらった。デスクトップパソコンでのインターネット検索経験はあったため、何回かの練習の後すぐに自立に結び付いた。病棟での空き時間にラジコンヘリ関連のサイトの閲覧、動画視聴などできるようになった。また実習期間中、模型サークルの仲間が都内で行っている会合に病院から外出し参加することができた。そこで久しぶりにヘリの模型に触れた。

　計画実施２週間経過時点で、バルーンカテーテルの抜去があり自排尿と他己導尿の組み合わせが開始された。そこで目標に「トイレ動作の自立」を加えた。合わせて計画に下衣の着脱を含むトイレ動作訓練を加えた。当初便座に向かい回転する際に臀部の軽い支持が必要だったが、次第に見守りのみで不要になった。

6. 再評価

目標達成できたもの	自助具はしでの食事、スポンジ利用の洗顔、髭剃り、下衣と靴下の着衣、iPadでのインターネット閲覧
目標達成できなかったもの	上衣更衣は着衣がいまだ時間がかかり実用的ではない。履ける靴は1種類のみで形が限られた。トイレ動作はいまだ見守りが必要なレベルであった。
その他の変化	関節可動域の改善：肩屈曲左100°右95°、外旋左0°右-5°（痛み軽減）、手関節背屈左85°右70°、握力の増強：左9kg、右5kg、MMT向上：肩屈曲左4、外転左4、肘屈曲右4、その他：脊柱の可動性やや拡大。

7. 最終考察と再計画立案

【考察】達成できなかった目標もあったが、基本的に獲得方向であったため作業療法の効果はあったと考える。また筋緊張の亢進で可動域制限が拡大することもなかった。「手が不自由でもこのくらいならドローンが操縦できるかな」との発言もみられ、ADLの自立から身体機能の回復も実感できた部分もあり将来にもポジティブに向き合えるようになったとも考えられた。また日中iPadを利用して時間を過ごすことができるようになり趣味につながる楽しみができたと考えられた。友人の協力も得る必要があるかもしれないが、iPadでFacebookなどのSNSにチャレンジできると交流の形も広がると考える。

　一方退院に向けてはトイレ、入浴の介助量減が課題である。家屋情報を収集し具体的に介入する必要がある。また娘・息子夫婦は日々の介護力にはならないため、妻だけの介助では負担が大きい。退院に際しては介護保険利用で訪問介護も必要であろう。リハビリテーションも介護保険利用で継続することが望ましい。また外出時に電動車いすなど利用することも妻の介助量減になると考える。

目標再設定（1カ月後）	再計画
● 排尿が便座に座って可能になる ● トイレ移動・浴室移動をふまえ手すりを用いた歩行で数メートル移動可能 ● 院内浴室にてシャワーいすでシャワー浴できる ● 洗体を一部行うことができる ● iPadで友人と通信ができるようになる ● 退院時環境の整備ができる	● 家屋状況を本人・家族から聴取し自宅のADL方法立案 ● トイレ・入浴に向けた歩行による屋内移動練習 ● 自宅を想定した入浴訓練 ● iPadでの通信の練習 ● 更衣・靴着脱の練習継続 ● 関節可動域訓練継続

第6章　実習報告書例　2. 作業療法

末梢神経損傷：一般病院

対象者情報

1．一般的情報

50歳代前半　女性　【家族構成】50歳代後半の夫（キーパーソン）と二人暮らし。20歳代後半の息子が2人いるが、それぞれ社会人で独立している。同じ市内に住む長男は既婚で1歳の孫がいる。長男家族とは関係が良好で時々遊びに来る。夫は会社役員で多忙だが家事手伝いなどは協力的。　【職業歴】結婚前は保育士をしていたが結婚後は主婦。　【学歴】短期大学卒　【発症前の生活】主婦として家事全般をこなし、子どもが独立してからは地域のボランティアや趣味のパン作りを楽しんでいる。　【性格】世話好きで社交的な性格。　【家屋状況】分譲マンション（4LDK）10階に居住。エレベーターあり。　【経済状況】特に問題なし（夫の収入）。　【趣味】友人との旅行と陶芸。特にパン作りは月1回の教室に通うだけでなく、家でパン作りをし、家族に食べさせることを楽しみにしている。　【社会的サービス】特になし。

2．医学的情報

【診断名】右手根管症候群　【障害名】正中神経麻痺　【合併症】特になし　④【現病歴】1カ月ほど前から就寝後に右手のしびれがあり、2週間ほど前からは夜間の痛みで目が覚めるようになった。そのころから右手の使いづらさを感じ、箸などが持ちづらくなった。先週、右母指、示指、中指の感覚障害を自覚し当院、整形外科を受診。外来通院となる。　【既往歴】40歳代中頃に高脂血症　【禁忌事項】特になし　【服薬状況】リピトール®、エパデール®、ロキソニン®、メチコバール®　【作業療法依頼内容】右上肢の関節可動域維持、変形予防、筋力維持向上および右手関節肢位に負担のかからないADL指導　【特記事項】手根管内圧上昇を助長する肢位に注意。

3．他部門情報

【医師】右手の手根管症候群による正中神経障害。正中神経運動伝導検査および感覚伝導検査とも低下と遅延がみられた。週1回の外来通院中。外来通院時にステロイド注射実施。しばらくは投薬と保存療法の予定だが、改善しない場合は鏡視下手根管開放術となる。　【看護師】右手関節部局所安静の指導。【PT】症状をみながらストレッチ、右上肢全体のリラクセーションと関節可動域維持訓練。

4．初回観察・面接時の情報

印象	平均的な身長でややふくよか。さっぱりとした身なりで笑顔が印象的。右手を主に使用しているが、診察券や外来カードの取り扱いがやりにくそう。
本人の主訴	右手のしびれが取れてもと通りに使えるようになりたい。家事、特に料理を手際よくやりたい。

作業療法初期評価

1．基本的能力

関節可動域	自動的ROMは右示指MP関節屈曲40°と制限がある。他動的ROMは右上肢全体に特に問題となる制限はない。
筋力	（右）母指対立筋3、短母指外転勤4、短母指屈筋3、第1虫様筋2、第2、3虫様筋3、他は特に問題なし。右母指球は左と比較するとやや委縮がみられる。握力は右10kg、左15kg。
誘発検査	ティネル徴候、ファレンテスト、正中神経圧迫テストとも陽性
スクリーニング検査	パーフェクトOテストは陰性
感覚検査	手掌側、背側とも正中神経支配領域で温度覚、痛覚、触覚がやや鈍麻。中指末梢のしびれ感あり、特に就寝時に出現。しびれの強さはVAS（下図）参照 ①VAS ②NRS ③FRS

2．応用的能力

簡易上肢機能検査（STEF）	右上肢82で小立方、金円盤、小球、ピンで得点が低い。左は100。
ADL	FIM123点（右手指の使いにくさから発症前より時間がかかる食事、整容、トイレ動作が修正自立6点）

3．社会的能力

特に問題なし。

4．環境資源

マンション10階に居住、エレベーターあり。近隣に長男の家族が住んでいるため、人的支援が受けられる。

5．作業に関する個人的特性

ボランティアや趣味に参加するなど社交的で外交的な性格。

第6章　実習報告書例　2．作業療法

6. 評価のまとめ

50歳代前半の女性。1カ月ほど前から右中指、母指にしびれ感あり、2週間ほど前からは夜間の痛みが出現。当院整形外科外来受診し、手根管症候群と診断。現在は投薬とスプリントによる保存的治療をしているが、症状の改善がみられない場合は手術の予定。神経誘発テストおよびスクリーニング検査の結果から手根管部での正中神経絞扼障害と考えられる。右手の他動的関節可動域には特に制限はないが、自動的関節可動域では示指MP関節の屈曲が不十分、筋力は母指球筋および第1虫様筋に筋力低下、感覚は正中神経支配領域の鈍麻としびれ感がある。その結果STEFの巧緻性に関する検査項目に低下がみられ、また、ADLの食事での箸操作、整容での歯磨き、トイレ動作での後始末などでの右手の使いにくさの原因になっていると考えられる。現状でも自立した生活は可能だが、手の使いにくさから趣味やパン作りなどにも影響を及ぼし、生活の質の低下は認められる。本人のニーズである家事、料理が十分にできるよう症状の軽減、手の使用の制限の軽減を目標に作業療法を実施する。

 ## Ⅲ 問題点と利点

問題点	利点
基本的能力	
#1 母指球筋の筋力低下 #2 示指MP関節の屈曲運動に制限 #3 正中神経支配領域の感覚鈍麻 #4 正中神経支配領域のしびれ感	♭1 右母指、中指の運動障害、感覚障害以外は左右上肢に問題がないこと
応用的能力	
#1 右上肢巧緻性低下によるADL動作の質の低下（食事、整容、トイレ動作）	♭1 ADL動作の質の低下はあるが、すべて自立していること
社会的能力	
	♭1 主婦の役割をこなし、ボランティアなどに積極的
環境資源	
	♭1 夫が協力的 近隣に住む長男家族との関係が良好
個人の特性	
	♭1 社交的で外交的な性格

 ## Ⅳ 作業療法計画

1. リハビリテーション目標

発症前の生活に戻ること

2．長期目標

右上肢機能の改善

3．短期目標

● 右母指、示指、中指の関節可動域維持

● 右母指、示指、中指の筋力増強

● 右手関節内圧を高めない日常生活動作の獲得

4．実施計画

実施内容・目的

右手の交代浴	目的は手の自己管理、血流の増加、結合組織の伸張性を高めるため
腱のグライディングエクササイズ	目的は手根管内の指屈筋腱のグライディングを維持すること
正中神経のグライディングエクササイズ	目的は手根管内の正中神経のグライディングを維持すること
右母指、示指、中指の他動的関節可動域訓練	目的は関節可動域の維持
右母指球筋、示指、中指MP関節の筋力向上訓練	目的は母指球筋および示指、中指MP関節屈筋の筋力維持および向上のため
日常生活動作の指導	目的は手関節内圧を上げる刺激肢位を避け、症状を悪化させないで活動ができるようにすること
装具療法	目的は手関節の安静と手関節内圧を上げないため

実施方法

右手の交代浴	【手段】手（前腕まで）を温水と冷水に交互に入れる　【期間】外来期間　【頻度】毎日　【時間・回数】温水（38〜41℃）に4分間入れ、次いで冷水に1分間。温水と冷水の繰り返しを3回、最後に温水を1回　【場所】外来OT室および自宅
腱のグライディングエクササイズ	 **a** 伸展　**b** 鈎こぶし　**c** こぶし　**d** テーブルトップ　**e** 伸展こぶし 【手段】手指を伸展、鈎こぶし、こぶし、テーブルトップ、伸展こぶしの5つの肢位を自動運動でとる。【期間】外来通院期間　c. 頻度：1日に3〜5回　【時間・回数】各肢位を7秒間維持し、それぞれ5回行う。【場所】外来OT室および自宅

第6章　実習報告書例　2. 作業療法

正中神経のグライディングエクササイズ	a b c d e f **a** 指・母指屈曲　**b** 指／母指伸展　**c** 指／手関節伸展 **d** 指／母指／手関節伸展　**e** 指／母指／手関節伸展／前腕回外 **f** 指／母指／手関節伸展／前腕回外／母指伸張 【手段】手関節中間位での指・母指屈曲、手関節中間位での指・母指伸展、母指中間位での指・手関節伸展、指・母指・手関節の伸展、指・母指・手関節の伸展・前腕回外、指・母指・手関節の伸展・前腕回外・母指伸張の6つの肢位を自動運動で行う。【期間】外来通院期間　【頻度】1日に3～5回　【時間・回数】各肢位を7秒間維持し、それぞれ5回行う。【場所】外来OT室および自宅
右母指、示指、中指の他動的関節可動域訓練	【手段】セラピストが他動的に母指、示指、中指の関節を動かす。【期間】外来通院期間　【頻度】外来時に適宜　【時間・回数】外来時に適宜　【場所】外来OT室
右母指球菌、示指、中指MP関節の筋力向上訓練	【手段】手関節を中間位に保ちながらセラプラストを母指と示指、中指でつまみ、ちぎる　【期間】外来通院期間　【頻度】外来時に1回　【時間・回数】しびれ感の増強や過度の疲労に注意し時間と回数を適宜調整する　【場所】外来OT室
日常生活動作の指導	手関節の屈伸、持続的な把握やつまみの繰り返しなど手関節内圧を上げるような動作の修正と変更の指導を行う。できるだけ手関節を中間位に維持できる動作や作業環境の調整を行う。
装具療法（右図を参照）	【手段】手関節内圧が最も低くなるとされている手関節中間位（手関節0～10度伸展位）に保持するためにカックアップスプリントを作製し装着する　【期間】外来通院治療中　【頻度】毎日　【時間・回数】手指のしびれ等が強い間は日中も装着できるよう背側型にし、手指と母指はフリーにする。症状の緩和がみられるようになったら夜間就寝時の装着にする　【場所】OT室および自宅 **手関節安静固定スプリント** 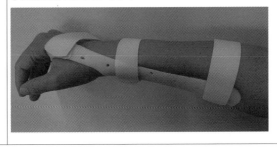

作業療法経過

　外来通院2週目から担当。初回に評価およびスプリント作製装着指導を行った。OT開始2回目よりプログラム開始。週1回の外来通院のため、自宅での自主訓練（交代浴、腱および神経のグライディングエクササイズ、ADL動作）を指導し、来院時にチェックを行い、適宜、修正を繰り返した。また、右母指、示指、中指の他動的関節可動域訓練を実施。装具療法に関してはチェックアウトを行った。

再評価と作業療法成果のまとめ

　基本的能力では自動的関節可動域が正常範囲に改善した。筋力は母指対立筋4、短母指外転筋5、短母指屈筋4、第1虫様筋3、第2、3虫様筋4と向上し、右母指球の委縮も改善がみられる。握力は右11kg。誘発検査ではティネル兆候、ファレンテスト、正中神経圧迫テストとも陽性ではあるが減弱している様子。感覚は手掌側、背側とも正中神経支配領域で温度覚、痛覚、触覚とも改善。中指末梢のしびれ感は残存しているが、減弱している。VAS参照（図1）。応用的能力においてSTEFでは右上肢85点と向上、FIMではトイレ動作は6点だが食事、整容は7点に改善したため25点となった。スプリントは日中作業時も手関節固定のため装着していたが、末梢神経障害に改善傾向が認められたため主治医と相談し夜間就寝時のみ装着に変更した。

　今回はOT外来が週1回の実施だったことを考慮し、自宅での自主訓練と日常生活においての手関節内圧亢進を避ける動作を指導したこと、そして実施の状態を外来時に適切に確認し修正を行ったことで動作が定着したことが改善につながったと考える。

図1　VAS再評価

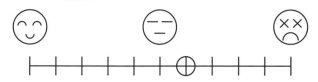

参考文献

1) 中田眞由美, ほか：作業療法士のためのハンドセラピー入門, 第2版, 三輪書店, 114-20, 2006.
2) 櫛邉勇：上肢の末梢神経損傷. 身体機能作業療法学, 第3版, 医学書院, 261-78, 2016.
3) 日本整形外科学会ホームページ
　https://www.joa.or.jp/public/sick/condition/median_nerve_paralysis.html
4) 野寺裕之：手根管症候群の電機診断. 臨床神経生理学 41（3）：164-71, 2013.

6-2-5

橈骨遠位端骨折：一般病院

I 対象者情報

1. 一般情報

70歳代後半　女性　153cm　38kg　BMI：16.5%（やせ）　右利き（受傷側）
【家族構成】夫と二人暮らし。ADL、IADL自立、家事全般を行っている。夫は
ADL、IADL自立、時々仕事をしている。近隣に長男夫婦在住。　【家屋状況】
一軒家、持ち家

2. 医学的情報

【診断名】右橈骨遠位端骨折、右尺骨遠位端骨折　【現病歴】X月Y日、雨の日
に買い物へ行く途中、駅の階段で滑って転倒受傷。救急車にて当院受診、即日
手術施行。術後1日より作業療法（OT）開始。【既往歴】糖尿病あり、定期
的に内服加療中、コントロール良好　【手術記録】手関節掌側に7cmの切開。
橈側手根屈筋（FCR）と橈骨動脈の間より進入。方形回内筋（Pronator
Quadratus）を切離し、骨折部に到達。骨折部を直視下に整復し、ロッキン
グプレートで固定。骨欠損部に対しては人工骨を移植。次に尺骨遠位直上に皮
膚切開。骨折部を直視下に整復し、ロッキングプレートで固定　【レントゲン
所見】受傷後（図1-1）、手術後（図1-2）、手術後1週（図1-3）：術前AO分
類　C3[1]。術後Ulnar variance 0mm（正常1～2mm）、Palmar tilt 5°（正
常8～15°）、Radial inclination 25°（正常16～28°）。術後1週の所見で
は、Ulnar variance －2mm、Palmar tilt 5°、Radial inclination 23°と
橈骨の短縮を認めた。

図1　レントゲン所見

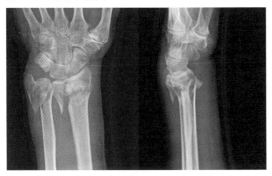

図1-1　受傷　正面像・側面像

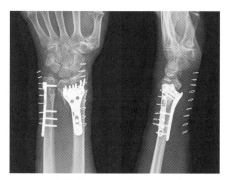

図1-2　手術後　正面像・側面像　Ulnar variance 0mm, Palmar tilt 5°, Radial inclination 25°.

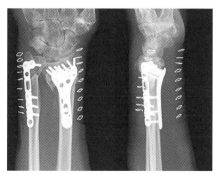

図1-3　手術後1週　正面像・側面像　Ulnar variance −2mm, Palmar tilt 5°, Radial inclination 23°.

3. 他部門情報

【手術医】骨欠損部分に人工骨を移植。ロッキングプレートで固定性はやや緩い。手関節掌背屈は術後1日より痛みに合わせて許可。術後1週のレントゲン所見では、橈骨の短縮を認めたため、回内外は術後2週より開始。退院は、抜糸後、痛みの様子をみて自宅退院とし、その後は外来でのOT訓練を継続。抜釘は、骨癒合状態をみて1年後実施予定。**【看護師】**痛みが強く、術後はあまり眠れず。夜間の歩行は、ふらつきあり。今後に関して不安言動があり。早期退院、家事復帰を希望。**【MSW】**本人聴取より、受傷前は介護保険を利用せず。ADL、APDLは自立。家事は患者が行い、買い物は夫が行っていた。歩行は独歩。家は浴室、トイレに手すりを設置済み。寝具は布団利用。老人会に定期的に参加し、俳句や絵画を楽しんでいた。

評価と分析

1. 作業療法評価（初期、受傷後日、術後日）

主訴	早く痛みをとってもらいたい。家に帰り家事がしたい。
痛み	VAS 8.2cm/10cm
腫れ	8の字法[2] 46.0cm（左側38.0cm）121%（図2）
創部の状態	（図2）出血の有無、浸出液の有無、創部の色、大きさを確認。
関節可動域制限ROM	自動ROM、他動ROM（表1）　前腕、手関節の制限著明。母指、示指～小指に制限と痛みあり。創部の癒着の影響で、長母指屈筋（FPL）、浅指屈筋（FDS）、深指屈筋（FDP）の動的腱固定効果陽性のため、母指IP関節、示指～小指PIP関節の拘縮あり。動的腱固定効果の陽性では、手関節を背屈すると、母指IP関節、中指、環指のPIP関節のROM制限が増悪し、掌屈すると改善する。その他、右側肩関節に軽度制限あり。

感覚障害	術後、母指からの中指指先のしびれが軽度あり。数時間で消失。術後には、チネル様サイン（Tine's like sing）なし。セメスワインスタインモノフィラメントテスト（Semmes-Weinstein monofilaments test：SWT）では、母指、示指の指先部が青（触覚低下）。
握力・ピンチ力（表2、表3）[3]	当院では、術後1日から筋力評価の測定の許可があるが、測定時は痛みに十分配慮して測定を行う。握力0kg、側副ピンチ力0.1kg、三指ピンチ力0.2kg。
患者立脚型機能評価（Disability of the arm、shoulder and hand：DASH）[5]	機能障害/症状スコア：85/100、仕事・スコア：100/100。DASHは、患者による自己記入テストで、このスコアは、0〜100点で評価され、点数が高ければ高いほど障害が大きいことを示す。
バランステスト（Functional Balance Scale：FBS）、Berg Balance Scale：BBS）[6]	合計48／56点　45点以下で転倒のリスクあり。後ろを振り向く、360°回転、継ぎ足保持、片足立位保持で減点あり。
ADL、IADL	ADL評価、FIM：94/128点　左側上肢で概ね可能。歩行は夜間のみ見守り。IADL評価、手段的ADL尺度（Lawton MP、et al 1969）では3/8点

図2　術後1日の腫れと創部の状態　　受傷側右側

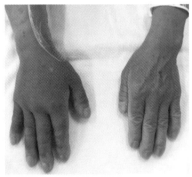

	自動	他動
前腕　　回内／回外	45／60（50%／67%）	測定せず
手関節　掌屈／背屈	20／10（22%／11%）	25P／15P
尺屈／橈屈	20／10	30P／15P
母指MP屈曲／伸展	30／－10	40P／－5P
IP　屈曲／伸展	20／－20	20P／－20P
示指〜小指PIP屈曲／伸展	45／－20	60P／－10

表1　自動ROM，他動ROM，P痛み，（健側比）（単位：度）

	右側（健側比）	左側	正常値
握力	0 kg（0%）	21.0kg	23.7 ± 4.0
側副ピンチ力	0.1kg（0%）	5.5kg	5.7kg
三指ピンチ力	0.2kg（10%）	5.7kg	5.8kg

表2　握力，ピンチ力，健側比

		術後1日　初回評価	術後12週　最終評価（図3）
痛み	VAS　／10.0cm	8.2	0
腫れ	8の字法cm右/左 （健側比%）	46.0／38.0cm（121%）	39.0／38.0cm（102%）
ROM	前腕回内・回外° （健側比%）	45・60（50%・67%）	70・80（78%・89%）
	手関節掌屈・背屈° （健側比%）	20・10（22%・11%）	60・50（67%・56%）
Sensory		母指・示指触覚低下	正常域
筋力	握力　　右/左 kg （健側比%）	0kg/25kg（0%）	15kg/30kg
	側副ピンチ力　右/左 （健側比%）	0.1kg/5.5kg	4.4kg/6.2kg
ADL	FIM　／128点	94点	110点
IADL	Lawton　／8点	3点	8点
DASH	／100	85	0／100
FBS	／56点	48	52

表3　訓練結果　初回評価と最終評価

図3　最終評価　前腕回内外，手関節掌背屈

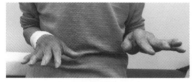
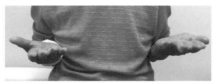
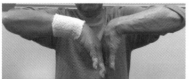
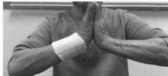

2. 初期評価時の問題点（ICF）

#　b280　右上肢の疼痛
#　b720　右上肢のROM制限
#　b780　バランス機能低下
#　d510　右上肢での洗体動作
#　d445　右手の不使用
#　d630 d640　全般的な家事動作
#　e310　家族の協力困難
#　d920　社交ダンス困難

3. 作業療法評価（初期）のまとめ

【身体機能、認知機能】測定結果より、症例は、術後の腫れと痛みが強く、そ
れに伴う、筋力低下、身辺動作能力の低下があった。通常、掌側ロッキングプ
レートの固定力は良好で、術後の外固定を行わなくても整復位を保持すること
ができるが、疼痛緩和や尺側茎状突起骨折、TFCC損傷などの合併症がある場
合には短期間の外固定は有用[1]との報告がある。症例は、橈骨、尺骨の骨折に
対しては、ロッキングプレート固定、骨欠損に対しては人工骨の移植を行った。
術後翌日にスプリントを作製し、OT室での運動時以外は、手関節の安静に努
めた（装着は術後2週まで）。また安静時には、アイシング（氷などで冷やす）、
患側の挙上位を保つ、母指、手指は自動運動をするなど患側管理に努めた。合
併症は、尺側部痛（2〜37.5%）、正中神経障害（0〜22%）、複合性局所疼
痛症候群（Complex regional pain syndrome：CRPS）（0.3〜35%）、長
母指伸筋腱（EPL）皮下断裂（0.8〜4.9%）、屈筋腱皮下断裂（0.4〜12%）
などが報告されている[1]。症例は、軽度の正中神経障害があり、これは受傷時
の合併症と考え、自然経過で改善すると考えられた。受症側の肩関節の痛みと
軽度の拘縮と筋力低下、非受傷側の筋力低下が認められたが痛みの増強はない
ため、不動性の拘縮と筋力低下と考えた。受傷後の廃用と考えられるため術後
早期からの筋力増強訓練やストレッチングは有効であると考えられた。術後1
日より母指、手指の他動運動、手関節のROM訓練を開始し、術後1週のレン
トゲンでulnar plus variantのため、術後2週より尺側部痛に気をつけなが
ら回内外訓練を開始し、自動運動についても実施した（図4）。また、入院前
の転倒はなかったが、つまずく時があるなどバランス低下、下肢筋力低下が考
えられ、下肢筋力訓練を実施した。認知機能は、年齢に比してしっかりとした
対応ができていた。術後について不安言動が聞かれた。禁忌事項や患側の管理
は可能であった。

図4　ROM訓練

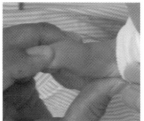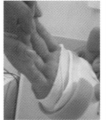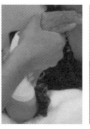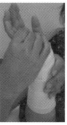

図4-1　他動ROM訓練（左図より母指伸展，手指伸展，手関節掌屈・背屈）

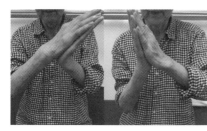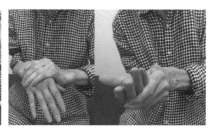

図4-2　自己介助運動（左図より手関節掌屈・背屈，前腕回内・回外）

【ADL、IADL】箸を持つ、文字を書くなど利き手が主となる動作は困難。ボタンをはめる、紐を結ぶなど両手が必要な動作困難。左手のみの食事、歯磨きなどの整容動作や更衣動作は可能。

【社会生活】症例は、夫と二人暮らしで家事全般を行っていた。夫や近隣の長男家族で家事の一部は協力できるが、症例は、家事の役割の再獲得を希望している。また、手部への負担は少ないが、趣味として老人会で社交ダンスに週に１回参加しており、早期復帰を希望している。

Ⅲ　作業療法計画とその分析

　測定結果より、症例は、術後の腫れと痛みが強く、それに伴う筋力低下、ADL、IADLの低下があった。合併症である正中神経麻痺としびれが軽度みられた。作業療法では、右関節の早期運動と運動以外の右手関節の安静と右側管理を計画し、ADLにおける左手の片手動作および両手動作訓練と指導、下肢筋力訓練と転倒防止の指導を計画した。

1. 訓練目標（2週間後）

①痛み、腫れの軽減　②手指、肩関節のROMの改善　③手関節のROMの改善（前腕の回内外は術後2週より開始）　④左側上肢での片手動作でのADL自立　⑤下肢筋力の改善。独立歩行の獲得　⑥一人で可能な範囲でのIADLの自立（料理、洗濯）

2. 作業療法計画（期間1カ月）

①手関節の安静のためにカックアップスプリントの作製と装着（術後2週まで）、アイシング（氷などで冷やす）、安静部位外の自動運動の励行、患側の挙上位を保つなど患側管理の指導　②右側の愛護的なROM訓練、母指・手指屈筋腱の伸張　③片手動作でのADL訓練と指導。両手動作でのIADL訓練と指導　④下肢筋力訓練と転倒防止の指導

3. 介入経過（図5）

術後1日からの介入時には、腫れと痛みが強く、不安言動も多く聞かれたが、スプリント装着による手関節の局所安静、手関節部のクーリング、右上肢の挙上、手指の自動運動の励行など患側管理が十分に行えたことにより、術後2週には、VAS 3.0/10cm、腫れ健側比110%と急速に改善が認められた。

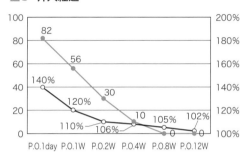

図5　介入経過

図5-1　●VAS，○腫れ

術後2週で抜糸し自宅退院となり、週1回の外来訓練を継続した。ROMは、術後の固定性を確認したのちに手関節、前腕を実施した。手関節、前腕共に術後8週では、健側比40%・65%と制限が残存していたため、痛みをみながら積極的にROM訓練を実施した。手指のROM制限は、母指、手指屈筋に動的腱固定効果陽性がみられたが、4週程度で陰性となり改善した。ADL動作は、腫れ、痛みの強い時期は、左側のみの片手動作によるADL指導を行い可能となった。痛みが軽減するに伴い、右手を用いた両手動作を評価し、両手動作を訓練・指導した。家事動作を行うにあたって疲労感があったため、筋持久力訓練も追加した。下肢筋力手の低下のため、バランス機能の低下があり、下肢筋力訓練と買い物への歩行距離の改善のため下肢筋持久力訓練を指導した。

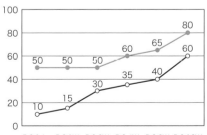

図5-2　自動ROM　●前腕，○手関

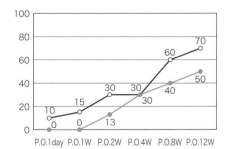

図5-3　筋力　●握力，○ピンチ力

4. 訓練結果（表3）

術後12週に外来訓練時に最終評価を実施。

【痛み】VAS　0.0cm/10cm　【腫れ】8の字法　39.0cm　（102%）【創部】
術後2週間に抜糸、瘢痕部の硬さはあるが、有痛性の肥厚性瘢痕はなし。
【ROM】前腕回内外は、70°・80°と健側比80%と大きく改善し、痛みも自
制内となった。動的腱固定効果は陰性となり、手指のROMは正常域となった。
手関節掌背屈は、60°・50°と健側比60%にとどまり、最終域には軽度の痛
みを伴っている。【握力・ピンチ力】握力は、右/左15kg/30kg、健側比50
%、側副ピンチ力右/左4.4kg/6.2kg、健側比70%と改善がみられた。【感
覚障害】Tine's like sing 消失。SWTは正中神経領域　緑（正常）【DASH】
機能障害/症状スコア30/100、仕事／趣味　スコア40/100　【ADL、IADL】
FIM98/128点、手段的ADL尺度 6/8点。家事動作は概ね可能となるが、力
を入れる動作（包丁、布巾を絞る、鍋やフライパンを持つ）などは不十分。社
交ダンスは滑らかな動きは困難だが再開。

5. 最終評価時の問題点（ICF）

```
♯b280　　右上肢の疼痛改善
♯b720　　右上肢のROM改善
♯b780　　バランス機能改善　独歩自立
♯d510　　右上肢での洗体動作自立、他ADL自立
♯d445　　右手の不使用改善
♯d630 d640　全般的な家事動作一部改善（両手鍋、タオルを絞る、
　　　　　　フライパンをかき交ぜるなどが困難）
♯d920　　社交ダンス一部復帰（手を組んで大きく踊る動作などが困難）
```

6. 目標（1カ月後）

●両手動作のIADL、右手を使用したIADLの獲得　　●趣味の改善復帰

作業療法の効果と今後の予測または終了の判断

　作業療法では、術後から症例に対して、患側管理と早期のROM訓練を実施
した。その結果、腫脹、痛み、ROM、筋力の改善が得られた。この要因として、
症例は、重度な損傷で手術による解剖学的整復位が不十分であったが、早期に
スプリントによる局所の安静と患側管理が徹底できたことにより、腫脹、痛み
の早期改善が可能となったことが奏功した。さらに早期にROM訓練を開始で
きたことが手関節掌背屈、前腕回内外の改善ができたと考えられた。特に回内
外は、ROM制限がわずかであった。痛みの軽減により、ADL、IADLにおけ
る片手動作、両手動作は可能になった。術後12週にはすべての動作が自立と
なり、趣味への復帰が可能になったと考える。目標であった、家事動作、趣味
の再開が可能となり術後12週の時点で介入を終了とした。合併症として、術

後から正中神経障害がみられたが、術後4週程度消失した。橈骨遠位端骨折は、骨癒合期間(概ね3カ月)は、積極的に機能回復に努め、機能回復は、6カ月まで大きく進み、骨折後1年以上にわたり緩徐に続くとされており、リハビリテーションの通院終了後のホームエクササイズ指導も大切である[7]。

 まとめ

　症例は、右橈骨遠位端骨折術後の利き手損傷である。受傷後より骨折が重度で痛みがあり、さらに術後の侵襲や腫れが強くすべての動作全般にわたり右側上肢の使用が不可能であった。腫れの遷延化は、拘縮を助長させるため、作業療法(以下OT)では、患部の安静やクーリング、許可運動など患側管理と、関節の早期運動を励行した。その結果、腫れと痛みは、漸増的に改善し、ADL、IADL、主観的尺度の改善が図れた。

参考文献

1) 日本整形外科学会診療ガイドライン委員会／日本整形外科学会橈骨遠位端骨折診療ガイドライン策定委員会編：橈骨遠位端骨折診療ガイドライン2017 改定第2版．南江堂，2017.

2) Pellecchia GL：Figure-of-eight method of measuring hand size：reliability and concurrent validity. J Hand Ther 16 (4)：300-4, 2003.

3) スポーツ庁：平成28年度体力・運動調査結果の概要及び報告書について
http://www.mext.go.jp/sports/b_menu/toukei/chousa04/tairyoku/kekka/k_detail/1396900.htm

4) Jansen CWS, Nievuhr BR, Coussirat DJ, et al：Hand force of men and women over 65 years of age as measured by maximum pinch and grip force. J aging Phys Act 16 (1)；24-41, 2008.

5) Imaeda T, Toh S, Nakao Y, et al.：Validation of the Japanese Society for Surgery of the Hand Version of the Disability of the Arm, Shoulder, and Hand (DASH-JSSH) Questionnaire. J Orthop Sci 10 (4)：353-9, 2005. 一般社団法人　日本手外科学会よりダウンロード可
http://www.jssh.or.jp/doctor/jp/infomation/dash.html

6) Berg KO, Wood-Dauphinee S, et al：Measuring balance in the elderly：preliminary development of an instrument. Physiother Can 41：304-11, 1989.

7) Krischak GD, Krasteva A, et al：Physiotherapy after volar plating of wrist fractures is effective using a home exercise program. Arch Phys Med Rehabil 90 (4)：537-44, 2009.

廃用症候群：一般病院

1. 報告の目的

MTDLP（Management Tool for Daily Life Performance：生活行為向上マネジメント）を用いて作業療法評価・介入を行わせていただく機会を得たため以下に報告する。

2. 事例紹介

A氏　80歳代前半　女性　右利き　【診断名】脱水による廃用症候群。

【現病歴】Z年Y月X日ベッドとタンスの間に倒れているところを発見。発見時、右側を下にした状態で倒れており右頭頂部後方に出血痕があったが、MRI上異常所見なし。　【既往歴】腎臓ポリープ、腰部脊柱管狭窄症、高血圧。

【職業】75歳まで事務会計管理。　【生活歴】自宅では読書やテレビを観て過ごすことが多いが、介護予防教室（フレイル予防教室）や傾聴ボランティア、陶芸教室に通っていたり、週一回娘と外食や買い物に出掛けたりなど外出機会が多い。　【本人hope】洗濯・買い物・体操・散歩がしたい（興味関心チェックリストより）。　【家族hope】長期的に生活に必要最低限のことができるようになってほしい。短期的に書字・調理・箸動作が上手くできるようになってほしい。

3. 作業療法評価

【心身機能】ROM：左足関節背屈0°。その他大きく可動域制限はなかったが、左肩関節の運動で体幹・骨盤・右肩の代償動作がみられた。また、右上肢を動かした際に神経痛のような痛みあり。MMT：右上肢3～4、右手指2～3、右下肢4～5、左上肢・手指4～5、左下肢3～4、体幹3。左下肢に関しては腰部脊柱管狭窄症による軽度の痺れが継続してある。　握力：右6kg、左10kg　STEF：右77点、左59点　FRT：右15.5cm、左14.2cm　MMSE：29/30点　TMT：A-343秒、B-430秒　kohs立方体組み合わせテスト：IQ45（課題3まで）　三宅式記銘検査：（A）正答数10（B）正答数1-5-7

【活動】FIM：109点（減点項目：整容、清拭、更衣、移乗、歩行、階段）。整容では頭部外傷部位をガーゼなどで保護していたため介助を要していた。更衣では、右手のピンチ・グリップ力低下により上衣のボタン掛けが困難であり介助、移乗・歩行に関して、廃用による筋力低下等の影響で両下肢支持性低下のためふらつきがあり見守りが必要、また歩行に関して、病前から小刻み歩行がみられていたがパーキンソンではない（娘より）。

【参加】友人と電話をするなど、病前からの交友関係は良好。また、入院中同室の他患との会話場面が多くみられ社交的。

【個人因子】第一印象：笑顔が多く、明るく、気さくな方。体型は細身で小柄。

【環境因子】家族構成：夫は他界しており、娘（KP：同市内在住）、息子はいるが別に暮らしているため、現在独居。　社会的背景：バリアフリー対応の団地5階（EVあり）に住んでおり、自宅内に一部段差あり。寝具はベッド。その他、和室に仏壇あり。居間やベッドに手すりなし。団地入り口に段差が5段あるが手すり・スロープあり。病前のIADLについて、料理はスーパーでお総菜などを購入し、それに加えて少し料理する程度だった。洗濯・買い物は自分で行い、ゴミ出しはしているが、掃除は娘が行っていた。病前のADLについては概ね自立で、入浴のみシャワー浴で自立、屋外歩行では買い物の時のみ手押し車を使用し、それ以外は屋内を含め支持物なしのフリーハンドで歩いていた。またスーパーまでの道のりで座って休める場所はないが、歩いて行けていた。　要介護度：要支援1→要介護1

　以上のことから、合意目標を設定するにあたり、洗濯動作では、環境設定を行うことで干す動作の自立が可能と考え、歩行は病前より小刻み歩行で歩いており、廃用によるふらつきもあったため、屋内で安全に洗濯カゴを運べるよう軽量に設定。これにより合意目標①は「2kg程度の洗濯物を持って移動と洗濯動作可能」とした。買い物では、スーパー内にベンチはあるが、それまでの道のりの往復20分程度は立ち休憩をはさみながら歩ける歩行耐久性・安全性をつけるため、合意目標②は「屋外歩行（カートあり、不整地）20分可能」とした。

【合意目標】合意目標①（洗濯）実行度3/10、満足度5/10　合意目標②（買い物）実行度1/10、満足度1/10。

4. 介入の基本方針

　生活行為を妨げている要因は生活行為向上マネジメントシートを参照。方針として、環境設定やサービスの利用を検討し、娘の援助ありでADL・IADLの自立を目指す。

5. 作業療法実施計画

　症例の身体的特徴として、廃用による筋萎縮（主に右上肢）が著明にあり、その他廃用が原因となる関節拘縮などはみられない。認知機能面では認知・記憶は良好だが、注意機能はTMTより注意の転換・ワーキングメモリに問題ありと考えられるが、病棟での生活の様子やその他観察場面から、習熟動作および日常生活の中では問題はみられなかった。以上のことからプログラムの立案として、動作の再獲得ではなく、筋力向上を主に実施した。プログラムの内容は、右上肢のモビライズや右上肢・手指の筋力訓練、自主トレーニングを含めた体幹・下肢筋力訓練を行いながら、右上肢の疼痛緩和、全身の筋力回復を図

り、洗濯動作などの家事動作や屋外歩行につなげていった。

6. 介入経過（X＋16日～X＋37日）

【介入初期】洗濯カゴの運搬は、右上肢の筋力低下に伴い物品把持困難のため左手のみで運搬。左は1kg程度の重さならばふらつきはあるが運搬可能。干す動作は、右手での洗濯ばさみ・ピンチの操作が困難。物品の空間操作は左右ともタオルなど軽量ならば洗濯ばさみまでのリーチは可能。前方リーチは、下肢・体幹の筋力低下に伴い立位バランスが不安定で重心移動困難。そのため体幹前屈に制限あり、洗濯ばさみを掴み損ねる場面がみられた。

【介入後期】物品運搬では、2kg以上入った洗濯カゴを左右どちらでも運搬可能。右手での洗濯ばさみ・ピンチの操作が可能。ズボンなど生地が厚く重さのある衣類でも左右とも空間での物品移動が可能となり、両手動作性が改善した。しかし立位バランスでは、下肢・体幹の筋力向上により立位バランスが安定しふらつきも軽減したが、咄嗟に物を避ける際に一歩後退する場面でふらつきがみられた。

買い物について、野外の買い物訓練は未実施だが、院内の売店に買い物に行った際、金銭管理や棚から商品を取り出すことなどは問題なく、ショッピングカートを模したカートありでの屋内歩行では、狭い道や人混みの中を避けたりするなど危機管理が可能だった。課題として、スーパーまでの往復と買い物時間を含めた屋外歩行の歩行耐久性が挙げられる。

7. 結果

【心身機能】ROM：可動域に大きな変化なし。肩関節ROM代償動作が軽減した。また右上肢の疼痛は、動かした際にほぼ痛みがない程度まで回復した。MMT：右上肢4、右手指3～4、右下肢5、左上肢5、左手指4～5、左下肢4、体幹4　STEF：右81点、左64点　FRT：右19.5cm、左16.8cm　MMSE：29/30点　TMT：A-250秒、B-320秒　kohs立方体組み合わせテスト：IQ55（課題4まで）　三宅式記銘検査：（A）正答数8-7-8　（B）1 ※疲労により中止

【活動】FIM117点（減点項目：整容、清拭、階段）階段は5段程度であれば支持物ありで可能。

【合意目標最終達成度】合意目標①：物干し竿の位置を低くするなど環境設定を加えることで、2kg以上の洗濯カゴの運搬と屋内での洗濯動作の自立可能。実行度9/10、満足度10/10。　合意目標②：行き帰りのみ付き添い必要。実行度8/10、満足度7/10。

8. 考察

買い物に行くにあたり、近くのスーパーまで片道10分以上かかり、買い物

時間を含めた歩行耐久性・体力が必要である。入院初期から現在までの経過から改善可能の見込みがあるため、退院後も継続して自主トレーニングで下肢・体幹の筋力訓練を実施してもらい、介護予防教室（フレイル予防教室）など家近くの場所まで外出や散歩を通して歩行耐久性を上げていく。その他、課題として立位バランス能力が挙げられる。A氏は動作時の立位バランスは比較的良好だが、とっさに物を避けるなど平衡反射の部分で能力が低下している。一般的に高齢者のバランス能力は加齢により低下していくため、とっさにつかめる支持物など環境設定を含め、転倒を防ぐアプローチを考えていく必要がある。

生活行為向上マネジメントシート　　生活行為向上マネジメント

利用者：　　　　　　担当者：　　　　　　記入日：　　年　　月　　日

<table>
<tr><td rowspan="14">生活行為アセスメント</td><td rowspan="2">生活行為の目標</td><td>本人</td><td colspan="3">洗濯したい、散歩や買い物に行きたい。</td></tr>
<tr><td>キーパーソン</td><td colspan="3">（1）以前のように字が上手く書けるように、（2）調理で切る動作ができるように、（3）お箸が使えるように、なってほしい</td></tr>
<tr><td>アセスメント項目</td><td colspan="2">心身機能・構造の分析（精神機能、感覚、神経筋骨格、運動）</td><td>活動と参加の分析（移動能力、セルフケア能力）</td><td>環境因子の分析（用具、環境変化、支援と関係）</td></tr>
<tr><td>生活行為を妨げている要因</td><td colspan="2">♯1 右ピンチ力・グリップ力低下
♯2 両上肢で物品把持した空間保持困難（Rt＞Lt）
♯3 体幹・下肢筋力低下
♯4 左手指巧緻性不良
♯5 上部体幹回旋ROM制限
♯6 左下肢痺れあり</td><td>♯1 右手での洗濯ばさみの使用困難
♯2 平衡反応不良
♯3 歩行時小刻み歩行・ふらつきあり
♯4 物品運搬歩行不安定</td><td>♯1 独居
♯2 縦型洗濯機で位置が高い
♯3 自宅動線広く伝い歩き困難
♯4 住宅改修困難
♯5 スーパーまで片道10分
♯6 自宅内でしゃがんで物を取る動作が多い</td></tr>
<tr><td>現状能力（強み）</td><td colspan="2">b1 意識清明
b2 認知機能良好</td><td>b1 他患との交流あり
b2 リハビリ意欲的
b3 トイレ日中自立</td><td>b1 家族が協力的
b2 自宅内バリアフリー
b3 団地前スロープあり</td></tr>
<tr><td>予後予測（いつまでに、どこまで達成できるか）</td><td colspan="2">自主訓練にも意欲的であり、筋力の向上が見込まれる。上部体幹の回旋は体幹・下肢の筋力の影響により固定的になっているため、筋力向上により上部体幹の回旋の改善も見込まれる。</td><td>ADL更衣動作のボタン掛けに介助を要しているが、上肢機能改善により入浴以外のADLは自立可能。入浴はもともと浴槽使用なし。シャワー浴は自立可能。軽量の物品運搬（1～2kg）可能。洗濯動作は、身体機能改善と環境設定で自立可能。買い物は、人混みを避ける際にふらつきが増すため、歩行耐久性・安定性向上により見守り下で可能。</td><td>介護保険区変中。（介護保険認定可能ならば）ベッドやトイレなど環境調整で自宅内でADLの自立可能。掃除はもともと娘に手伝ってもらっており、1日1食分の配食サービス利用や週1～2回のデイサービスを利用し、入浴や家事動作などのIADLの負担を軽減。</td></tr>
<tr><td>合意した目標</td><td colspan="4">①2kg程度の洗濯物を持って移動と洗濯動作可能　②屋外歩行（カートあり、不整地）20分可能</td></tr>
<tr><td>自己評価*</td><td>初期</td><td>①実行度 3/10
②実行度 1/10</td><td>①満足度 5/10
②満足度 1/10</td><td>最終</td><td>①実行度 9/10
②実行度 8/10</td><td>①満足度 10/10
②満足度 7/10</td></tr>
</table>

＊自己評価では、本人の実行度（頻度などの量的評価）と満足度（質的な評価）を1から10の数字で答えてもらう

	実施・支援内容	基本的プログラム	応用的プログラム	社会適応的プログラム
生活行為向上プラン	達成のためのプログラム	①右ピンチカ・グリップカ向上訓練 ②両上肢の空間保持耐久性向上訓練 ③体幹・下肢筋力訓練 ④右肩・上肢ROMex（疼痛緩和） ⑤認知機能低下予防	①洗濯動作訓練 ②屋内歩行訓練（物品運搬など） ③屋外歩行訓練（カートなし・あり） ④自宅を想定した立位バランス訓練	①自宅のトイレ・ベッドの手すりなど福祉用具の提案やデイサービス、入浴についてのサービスの提案・検討 ②洋服の収納場所や和室の座いす、洗濯時のいす使用など環境設定の調整・指導
	いつ・どこで・誰が実施　本人	リハビリ室にて ①②は OT／③は PT／④はPT・OT 自室にて ③は PT・OT から指導を受け、自主トレとして行う ⑤は OT から計算問題とクロスワードパズルを宿題として出題	リハ室またはリハ室〜自室にて ①は OT／②は PT・OT リハの行き帰りやリハビリ中に実施 ③は PT と屋上や病院周辺で実施 ④は OT と下から物を取り出す等	PT・OT・CW （介護保険認定の予想を立て）カンファレンスを通して見通しを立てて、本人・Fa へのサービスの提案・指導を行う
	家族や支援者	OT：①②③④⑤　PT：③④	Fa：屋外歩行の様子を見学 OT：①②④　PT：②③	Fa：家屋状況を提供 退院後のサービスの有無などFa側からの意見をもらう 【PT・OT・CW・Fa】カンファレンスを通して方針検討
	実施・支援期間	年　　Y月　　X+25日　〜　　年　　Y月　　X+32日		
	達成	□達成　□変更達成　□未達成（理由：　　　　　　　　）　□中止		

生活行為向上マネジメント　©一般社団法人日本作業療法士協会
本シートは、この著作権表示を含め、このまま複写してご利用ください。シートの改変は固く禁じます。

認知症：大学病院認知症病棟

　アルツハイマー病の進行と日中の活動性低下に伴う廃用性の変化から、意思疎通困難、状況理解困難、判断能力低下、自発性の低下、関節可動域制限、筋力低下があり、ADLの介助量が大きい症例を経験した。この症例は、可動域制限や下肢筋力低下などの運動機能的要因に加え、外部環境の認識の難しさという認知機能的要因が混在していることで、ADLの介助方法に工夫が必要であった。本症例において、運動機能的要因に対して介入および関わり方の工夫をしたことで、食事場面、トイレ動作、日中の過ごし方で一定の結果を得られたので報告する。

 対象者情報

1. 一般的情報

70歳代後半　女性　右利き　【家族状況】夫（同居、80歳代前半、キーパーソン）、息子1人（別居）、夫は変形性腰椎症による腰痛があり、移乗動作等の介護は難しい。息子は別居で遠方に住んでおり、息子の妻も働いていることから、息子夫婦が介護することは難しい。【職業歴】専業主婦　【教育歴】高等学校卒業　【入院前の生活状況】入院前は介護老人保健施設に入所しておりADLは全介助だった。入院の少し前より、自発性の低下に加え、介助に対する拒否および拒食がみられ、介助量が増していた。要介護度4。【病前性格】慎重、几帳面　【家屋状況】2階建ての戸建て　【趣味】家の中で過ごすことが多く、無趣味だった（夫より）。【家族の主訴】食事が取れるように（全介助であっても）なってほしい。

2. 医学的情報

【主たる診断名】アルツハイマー病　【合併症】高血圧症、高脂血症
【現病歴】X年−8年よりもの忘れが認められ、2年後にアルツハイマー病と診断され、総合病院にて通院治療が行われていた。X年−3年より徘徊や不明言動が認められるようになった。X年−2年には自分の夫に対して「私の財布を勝手に取り上げた」という妄想を認め、会話の疎通も困難となり、通所リハビリテーションを利用するようになった。その6カ月後、自発性が徐々に低下し始め、日中の活動性が低下し、歩行障害が出現した。認知機能の低下と廃用性の筋力低下によってADLに介助が必要となり、X年5月に介護老人保健施設へ入所した。その後、自発性の低下が増強し、拒食となり脱水が認められ、X年7月に加療目的で、大学病院の認知症病棟に入院となる。

【服薬状況】セロクエル®（向精神薬）25mg/日、デパケン®（抗てんかん薬）200mg/日、リスミー®（睡眠薬）1mg/日（不眠時の頓服）

3. 他部門からの情報

【医師】頭部CT所見では、全般性の萎縮があり、特に前頭葉、側頭葉、および海馬の萎縮が顕著である。バイタル（血圧・脈拍）は安定しており、運動不可の制限なし。

作業療法初期評価

1. 心身機能・構造

意識	清明
Mini Mental State Examination（MMSE）視覚認知	教示に対する応答がないため検査の実施困難
Neuropsychiatric Inventory（NPI）	26点（幻視、無関心、易刺激性あり）
ROM	両側股関節屈曲80°、両側股関節伸展−10°、左足関節背屈−30°
浮腫	両側足部に中等度認める
MMT	両下肢共に4レベル（教示に対する反応は得られないため観察により評価）
筋萎縮	両側下肢に軽度あり

2. 活動・参加

Functional Independence Measure（FIM）	20点　動作指示は入力困難であり、ADLのすべてを全介助で行っている。
寝返り	自らのタイミングであれば、上肢で柵を引っ張ることで背臥位から半側臥位まで寝返りすることは可能。動作指示は入力困難である。
起居動作	全介助で行い、手への触刺激に対して、肩甲帯の後退、肘の屈曲で引き込み、逃避的な反応を示し、介助に対して表情は険しく眉をひそめて、「やめて」、「うーうー」と言って誘導に対して、両側手をベッド柵につかんで離さずに、頭部と体幹を反り返らせて抵抗を示すため、介助量が増した。
移乗動作（ベッド⇔車いす）	立ち上がり動作では、前方からの介助に対して上肢を屈曲させて引き込み、体幹を後方に反り返って下肢は床面を蹴ることで重心が大きく後方へ偏り、前方への体重移動が難しかった。介助による立位では、左骨盤帯を後退させて徐々に非対称が強くなり、体幹と下肢が屈曲を強めるが、立位は軽介助で保持可能だった。
移乗動作（車いす⇔便座）	看護師2人による重介助を要するため、トイレには誘導しておらず、排尿および排便はベッド上もしくは車いすにて失禁であった。トイレでの座面からの立ち上がりは、手すりをつかんで立つことが可能であったが、立位のまま動作が停止して、便座に座ろうとしなかった。便座に座るように誘導するが、抵抗を示し、介助は大きかった。便座に座ってしばらくすると排尿できることもあった。
食事	全介助により2割程度摂取可能であり、拒食がみられた。

| 作業に関する個人特性 | 自律的な反応を引き出すきっかけとなるために、受け入れてもらえる快刺激を探した。あたたかな蒸しタオルを非麻痺側前腕の背面から接触し、徐々に手背へ移動させると、手背に慣れてきた様子で、目線が手背にいき、自ら前腕を回外させて手掌でタオルを把持する反応がみられた。その後すぐに、タオルを自分の膝に置いた。そして置いたタオルを手に取り、畳んで置きなおした。このことから、洗濯物を畳む作業は、事例にとってなじみのある作業活動であることがみてとれた。 |

3. 環境

ベッド、タンス、いす、トイレ、洗面台を有する四人部屋

4. 評価のまとめ

　日中は車いす座位もしくはベッドに臥床して過ごし、覚醒しているが無表情で、発語はほとんどなかった。声かけに対する応答はなく、視線は合いにくかった。自発性の低下が目立ち、介助がなければ1日中同じ場所でじっとしていた。時折、前髪をはらいのける、ベッド柵や車いすのアームレストを握るなどの自発的行為はみられた。

　ADLにおいては、すべてを重介助で行っており、食事は拒食し、介助により2割程度の摂取であった。起居動作における介助では、前方からの触覚刺激に対して「やめて」、「うーうー」と言って誘導に対して、両側手をベッド柵につかんで離さずに、体幹を反り返らせ、他動的な誘導に対して抵抗が認められた。移乗動作の介助に対しても、前方への重心移動を誘導する際、この反応を強め、上肢の逃避的な引き込む反応、頭部を含む体幹を反り返る反応を示し、下肢は突っ張って床面を押す反応を示し、重心が大きく後方に偏ることで重介助を要した。下肢は軽度の筋萎縮、筋力低下が認められたが、立位になれば軽介助で保持は可能であった。行動心理症状の頻度と重症度を評価するNPIは26点（幻視、無関心、易刺激性）、FIM20点であった。なお、MMSEや視覚認知に関する検査は教示に対する応答がないため実施できなかった。

Ⅲ　問題点と利点

問題点	利点
● 動作指示入力は不可 ● 状況理解困難 ● 外部からの刺激に対して逃避的もしくは拒否的反応を示す ● 日中の活動性の低下 ● 上肢をADLの中で適切に使用できる場面が少ない ● 両側股関節屈曲制限 ● 左足関節背屈制限	● 意識は清明 ● バイタルは安定 ● 下肢筋力は比較的保たれている（MMT4） ● 手背や前腕背面への触刺激に対して抵抗は示さない ● 自発的な行動（タオルを畳む作業など）がみられることがある

Ⅳ　作業療法計画

1. リハビリテーション目標（2カ月）

トイレ動作介助量軽減（元居た介護老人保健施設に退院）

2. 長期目標（long term goal：LTG）（2カ月）

①トイレ動作の介助量軽減（立ち上がり動作が中等度介助になる）

②タオルを畳む役割を持つことができる

3. 短期目標（short term goal：STG）（1カ月）

①足部の浮腫の軽減（LTG①）

②左足関節背屈10度・両側股関節屈曲100度に改善（LTG①）

③トイレ場面での移乗動作が1人介助で可能となる（LTG①）

④他部門（看護師、看護補助）への移乗動作方法の伝達ができる（LTG①）

⑤看護師による日中のタオル畳みのための環境が整う（LTG②）

4. 実施施計画（実施場所・目的・実施方法）

下肢のアライメント修正・ROM exercise（STG①②）

場所・姿勢	病室のベッド上背臥位
目的	両側下腿および足部のアライメントを修正し、左足関節および両側股関節ROM改善を図る。
実施方法	下腿から足部のアライメントを徒手的に修正した後、足関節のROM exerciseを実施することで左足部背屈角度の改善を図る。側臥位にて、骨盤と大腿骨骨頭間の運動性改善を徒手的に促し、股関節のROM exerciseを実施することで股関節屈曲角度の改善を促す。
頻度	1日10分間、週5日間。

トイレ動作の練習（STG③）

場所・姿勢	病棟のトイレ・車いす
目的	便座を認識できない事例の移乗動作の介助量軽減を図る。
実施方法	車いす⇔便座の移乗動作を細分化し、足部の位置を設定（介助で）→手（手背から刺激）を手すりへ誘導→骨盤から前方への体重移動を誘導→立ち上がろうとするタイミングで立ち上がりを介助→手の位置を方向転換する方向にある洗面台へ移動（介助）→骨盤から方向転換を誘導し便座に座るように促す。
頻度	1日10分間、週5日間

病棟看護師への移乗動作方法の伝達（STG④）

場所・姿勢	病棟のトイレ・車いす
目的	トイレ場面での移乗動作方法について病棟看護師に伝達する。
実施方法	車いす⇔便座の移乗動作について、介助量軽減の効果がみられた介助方法を病棟看護師に伝達し、ケアプランに組み込んで毎日実施してもらった。トイレの移乗場面を、担当看護師に目の前で見てもらう、移乗方法を写真で示したものを看護師に渡すことで、看護師に伝達し、看護師間での情報共有を依頼する。

第6章　実習報告書例　2. 作業療法

頻度	1日10分間、週5日間

④洗濯物を畳むための環境設定（STG⑤）

場所・姿勢	食堂・車いす座位
目的	馴染みのある活動である「洗濯物を畳む」作業を行う時間を持つ。
実施方法	テーブル上に十数枚のタオルを置き、隣でタオルを畳むことで、タオルを畳み始めるのを誘導する。
頻度	1日10分間、週5日間

 ## 作業療法経過および作業療法成果のまとめ

　　上記プログラムを1日40分間、週5日間で実施した。トイレ動作の練習方法としては、主に、介助者の接近の仕方および接触部位、介助時のA氏の姿勢、介助の速度の3点に留意した。接近の仕方については、介助者は事例の側方に接近して、頭部が反り返る反応を誘発しないよう注意し、抵抗を示すことの少ない手背や前腕の背面から触刺激を与えた。姿勢については、足部を膝よりも手前になる位置にセットし、手を前方の手すりまで誘導することで、前方での体重移動が起こりやすいようにセットした後、骨盤から前方への体重移動をゆっくりと誘導した。介助の速度については、誘導に対して、反り返る反応や抵抗がみられた場合は、いったん誘導を止めて、自ら立ち上がろうとする反応がみられたタイミングで前上方への介助を行うことで、立位へつなげた。方向転換では、支えにしている手の位置を変えることで、方向の転換を誘導し、言語的誘導を用いながら、上肢による支えに合わせて体幹や下肢が方向転換して便座へ座るよう誘導した。言語的指示は入力困難であったが、手の位置を運動の方向に誘導することによって、方向転換に抵抗を示すことがなく誘導することができ、動作時にうなり声や手ではらいのける行為などはみられなくなった。上肢は支持として使用でき、移乗動作の介助量は重介助から中等度レベルに軽減した。看護師1人で介助することが可能になったことで、日中は病棟トイレに誘導して排泄する生活に変化した。

　　また、日差変動はあるものの、タオルを数枚畳むことができた。何もしない日中の中で、なじみのある作業を行う時間を持つことができた。

 ## 考察

　　今回、大学病院の認知症病棟において、自発性低下と拒食を主訴として入院となった運動機能障害を伴う認知症患者で、状況判断の難しさから、運動の誘導に対する抵抗や介護拒否を認め、ADLの介助量が増大した事例を経験した。事例の介護抵抗を減らし、生活の中で自律的な反応を引き出すことが必要であ

ると考えた。

　看護師により2人介助を要していたトイレ場面の移乗動作に着目し、介護抵抗を大きくさせている原因を分析した。立ち上がり動作では、前方への体重移動に重介助を要していた。前方からの触刺激に対する逃避的な反応に加え、両側股関節屈曲制限により、股関節の屈曲が不十分であることから、体幹の前屈にならざるを得ず、左足関節の背屈制限により足部への体重移動をより困難にさせていた。そのため、股関節および足関節の可動域を拡大させる必要があった。股関節屈曲および足関節背屈角度が確保されたことで、前方への体重移動を行いやすくし、さらに介助者は前方ではなく、側方より逃避的な反応を引き出さないように注意し、手が手すりを把持するよう誘導することによって、事例本人が立ち上がろうとするタイミングを待つように移乗の介助方法を工夫した。

　運動機能面（関節可動域制限および浮腫）が改善したことによって座位における前方への体重移動をしやすいようになったことで、外環境からの過度な感覚情報が不必要となり、「不快ではない刺激」へと情動状態の形成に変化が生じたのではないかと考える。このことで、立ち上がり動作時の頭部と体幹が反り返る反応パターンが減ったと思われる。また、言語的指示の入力が困難であった事例に対して、手掌からの感覚を頼りに運動の方向に対する情報を得ることができるようになったことで、トイレ場面での移乗動作の介助量が軽減したと考える。また、立ち上がり動作を阻害していた運動機能面を改善した上で、立ち上がり動作時に事例に合わせたタイミングに合わせて介助したことによって、他動的に誘導されることに対する抵抗が減り、移乗動作が中等度介助となったと考える。

　認知症高齢者では、認知症の進行、身体合併症および廃用症候群などが高頻度にみられる[1~3]。また、認知症患者において、病院内で抗精神病薬を使用した治療が長期化することで、ADLの低下をきたす場合がある[3]。そのため、認知症患者の問題となる反応の背景には、精神機能面および身体機能面などの複数の問題が混在しており、それらが影響し合っている状態であることが少なくない。本事例においては、重度認知症による自発性の低下および状況理解の難しさに加え、廃用性による関節可動域の低下がADLの介助量を増強させていた。介助に対する抵抗の背景にある原因を考察し、運動機能面の問題に対してアプローチし、介助方法を工夫することで、介助量軽減につなげることが可能となった。また、生活場面の観察から、作業に関する個人の特性をとらえ、洗濯物を畳むという作業であれば、目的的な作業を遂行することができる可能性についてアプローチを試みたことで、何もしない日中の中で、なじみのある

作業を行う時間を持つことができた。ADLに全介助が必要な重度認知症者においても、ADLでの自律的な身体の反応や、目的的な活動を行うことで、表情がやわらぐ時間を設けることができたことは本事例において意味のある時間となったと思われる。

参考文献

1) 内海雄思，井関栄三，村山憲男，ほか：精神科・身体科合併症病棟における認知症高齢者医療の検討．老年精神医学雑誌 19 (11)：1221-9，2008.
2) 石井知行：認知症施策を踏まえた今後の認知症入院医療．Cognition and Dementia 12 (2)：105-13，2013.
3) 松原三郎：精神科病院の役割－地域連携の促進－．老年精神医学雑誌 22（増刊-3）：105，2011.

6-2-8

認知症：介護老人保健施設

I はじめに

　今回、介護老人保健施設にて、アルツハイマー型認知症の症例について作業療法を行う機会を頂いたので、以下に報告する。下線部は生活行為向上マネジメントシートより転記する。

II 対象者情報

1. 一般的情報

女性　80歳代　146cm　46kg　BMI：21.58

【家族構成・キーパーソン・家族の介護力・家族関係】 キーパーソンである長男は同市内在住であるが、自営（飲食店）の仕事で忙しく、嫁も働いており関係性が良いとはいえず、関わりは積極的ではない。別県に住んでいる次男夫婦が時折面会に来る程度の関わり

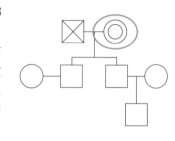

を持っている。次男はサラリーマンで、来年定年退職のため母親を引き取ることも考えている様子である。

【職業歴】 定年まで小学校教師　**【教育歴】** 女学校卒　**【生活歴・今回の発症前の生活状況】** ○県○市にて出生。4人兄弟の長女。女学校を卒業後、小学校の教師をしていた。20歳代中頃，同じ小学校の教師である夫と結婚し、30歳代に2男（長男と次男）をもうける。子どもの独立後は自宅を売り払い、夫と共にマンション生活を送っていた。夫が10年前に亡くなり、マンションにて独居生活をしていた。　**【病前性格】** 明るく、社交的な性格　**【家屋状況】** 持ち家（マンション）　**【経済状況】** 共済年金　**【趣味】** カラオケ、マンションのベランダガーデニング　**【以前利用していた社会的サービス】** 週1回：本施設の通所リハビリテーション、週2回：訪問介護で家事援助を利用していた。

【要介護度】 要介護3

2. 医学的情報

【主たる診断名】 アルツハイマー型認知症、右大腿骨頚部骨折　**【現病歴】** 夫が亡くなった10年前頃より物忘れが多くなり、同じものを買ってきて冷蔵庫で腐らせる、鍋を焦がすなどのことがみられるようになっていたが、通所リハビリテーションや訪問介護などの支援を受けて、なんとか独居生活を行っていた。X年、買い物に行く途中で段差につまずき転倒し、救急搬送され、右大腿骨頚

部骨折の診断を受け、手術となった。入院から2カ月間は非加重となっていたため、独居生活には問題もあり、当施設入所となる。

【既往歴】5年前にペースメーカー植込み手術　【服薬状況】レミニール®錠4mg1包×朝・夕食後。服薬の自己管理はできていない。診療録などから特記すべき事項；大腿骨人工骨頭置換術後は病院でのリハビリテーションが開始されたが、認知症のBPSD（周辺症状；依存・抑うつ）などの症状悪化により、リハビリテーションは休みがちとなっていた。

　3．他部門からの情報

【主治医】右大腿骨頚部骨折は人口骨頭置換術にて完治している。現在は、全負荷可能である。【看護師・介護福祉士】病院からの転院直後は自発性や意欲の低下があり、居室のベッドで寝ていることが多い。【PT】食事や集団療法には促されれば参加するが、居室に閉じこもることが多く、気分の変動があり拒否されることもある。【MSW】次男が定年退職までは、現在の施設または自宅での生活が継続できるように支援していく方針である。

　4．初回観察・面接時の情報

本人の生活行為の目標	早く自宅（マンション）に帰りたい（自己評価：実行度1/10、満足度1/10）
家族の主訴	少しでも身の回りのことを自分でできるようにしてもらいたい。
施設での生活状況	居室のベッドで臥床している。食事やレクリエーションなど促すと起き上がるが調子が悪いと「めんどくさい」「しんどい」といって拒否されることも多い。

Ⅲ　作業療法初期評価

　1．観察・面接

第一印象	落ち着いた表情で表情変化少ない。小柄で痩せ型である。
興味・関心チェックシート	している→自分で食べる、歯磨きする、好きな時に眠る してみたい→自分でトイレに行く、自分で服を着る、身だしなみを整える、買い物、友人とのおしゃべり、家族・親戚との団らん、地域活動、歌を歌う・カラオケ、畑仕事 興味がある→洗濯・洗濯物たたみ、体操・運動、散歩 初回面接時では「早く自宅に帰りたい」「部屋に戻りたい」などの訴えが多く、体調の良い日に当チェックシートを用いて行った。
集団活動場面観察	基本的には穏やかな表情をしているが、表情の変化は少ない。車いす上で、腕を組んで前後に揺れるなど、安定性の低い座位バランスで座っていることが多い。集団療法では積極的な発言はしないが、集中して話を聞き考えている様子である。時に「めんどくさい」などの意見を主張する場面もある。集団体操では動きが小さいがマイペースに身体を動かしており、参加意欲は低くない。音楽療法の時間には、好きな曲（懐メロ）では小さく手拍子をしながら口ずさんでいる場面もみられる。

| 対人関係 | スタッフとのコミュニケーションは良好である。基本的には他人との過度の接触は好まないようで、自発的に話しかけるようなことはしない。以前自分の行動を他入所者に指摘された時に不穏状態になるなど、周囲の人間関係によって不穏状態になる時期もあった。 |

【身体機能面】

バイタル測定	BP114～144/67～90、P69～80、T36.4～37.0℃
疼痛	安静時なし、動作時右股関節屈曲・外旋、右膝関節屈曲最終可動域にNRS8/10
姿勢・バランス	やや円背傾向、坐位バランス良好、立位バランスは前右方に倒れる傾向あり、手すり使用にてバランスを取っている。立位の耐久性は5分程度可能。
関節可動域	右の股関節に痛みによる軽度の屈曲制限あり。手指の変形あり。他は問題ない。
MMT	右下肢筋力は2～3＋レベル、左下肢3～4レベル
握力	右12.3kg、左10.5kg

【認知機能面】

| MMSE：14/30点 | 日時・場所の見当識、計算、記憶に関する項目に失点あり。 |
| NMスケール：32/50点 | 家事身辺整理1、関心・意欲・交流5、会話5、記銘・記憶3、見当識3 |

2. ADL

【FIM】69/126点

整容	セッティングにより可能
清拭	8/10の部位を行える
更衣	動作は可能だが、未実施
トイレ動作	日中は自立だが、夜間はオムツ利用
排尿管理	夜間オムツ全介助
排便管理	便秘で座薬を週2回挿入してもらう
移乗	手すりを利用し自立
歩行	訓練内で平行棒歩行可能
問題解決	ナースコールを押さないことあり
記憶	見間違えがある

【N-ADL】19/50点

| 歩行・起座5 | 生活圏1 | 着脱衣・入浴1 | 摂食7 | 排泄5 |

3. 環境

【住環境】10階建てマンションの3階。3階まではエレベーターにて。自室への出入りはバリアフリーになっている。

第6章　実習報告書例　2. 作業療法

Ⅳ 生活行為を妨げている要因と現状能力（強み）

1. 心身機能・構造の分析

生活行為を妨げている要因	現状能力（強み）
♯1 下肢の廃用性の筋力低下 ♯2 右股・膝関節に痛みがある。 ♯3 全身耐久性の低下 ♯4 自己効力感の低下 ♯5 認知機能障害（短期記憶、見当識、思考・理解力の低下）	♭1 小学校教師であったというプライドは高い。 ♭2 変形あるが上肢機能は維持されている。 ♭3 手すりを持っての立位可能。 ♭4 エピソード記憶や手続き記憶は比較的保たれている。

2. 活動と参加の分析

生活行為を妨げている要因	現状能力（強み）
♯1 車いす操作や移乗可能だが、疲労を訴え不安定である。 ♯2 居室に閉じこもりがちである。 ♯3 不安などのストレスからBPSD（依存・抑うつなど）がある。	♭1 車いす操作や移乗が可能である。 ♭2 特定の方との交流は可能。 ♭3 集団療法に促されれば参加している。

3. 環境因子の分析

生活行為を妨げている要因	現状能力（強み）
♯1 一人暮らしである。 ♯2 来年度にならないと協力的な次男が退職にならず協力が得られない。	♭1 家族の定期的な面会がある。 ♭2 マンションがバリアフリーになっており、大規模な家屋改修の必要がない。

Ⅴ 作業療法計画

リハビリテーション目標	杖歩行が安定し、施設のプランターで野菜・花栽培ができる。
長期目標（3カ月）	杖歩行でトイレ動作が自立する。
短期目標（1カ月）	予後予測から

心身機能・構造	活動と参加	環境因子
● 全身筋力・持久力の改善 ● 興味ある活動やレクリエーションを通して、積極性や意欲向上、他者との交流を通して精神安定を図る。 ● 自己効力感の回復	● 活動力の増加 ● ベッド臥床時間の減少 ● 杖歩行にて居室トイレ動作が自立する。	● 介護サービスの再検討

【合意した目標】（実行度1/10　満足度1/10）

①杖歩行にて、居室のトイレ動作が自立する。

②杖歩行が安定し、施設のプランターでの野菜・花の栽培ができる。

③退所後も、趣味としてもプランターガーデニングが再開できる。

【評価のまとめ】

　転倒による大腿骨頚部骨折により、廃用性の筋力低下や関節可動域制限をきたし、BPSDの周辺行動から依存・抑うつがあり、生活が狭小化していた事例である。今回、興味・関心チェックシートから生活行為の聞き取りを行った。本人の希望を踏まえ、上記のような優先度の高いものから作業療法実施計画を立てた。

作業療法実施計画

【基本プログラム】

①下肢の関節可動域および筋力の維持増強	【実施方法】毎日行われる、施設内で行われる集団体操に参加を促す。 【頻度】毎日（午前・午後）
②屋内および屋外歩行訓練	【実施方法】リハビリテーション訓練時間に平行棒内での歩行訓練から始め、T杖にて室内歩行、階段昇降や屋外歩行へとすすめる。 【頻度】毎日1回
③回想療法	【実施方法】施設内で行われている閉鎖的集団での回想法に参加を促す。 【頻度】1/W

【応用的プログラム】

④トイレ訓練	【実施方法】T杖での移動の安全性を考慮して、ベッド横のいす式ポータブルトイレから居室内のトイレを利用できるようにする。また、更衣動作訓練として輪投げの輪を利用してのズボンの着脱訓練を行う。 【頻度】毎日
⑤施設内でのプランターでの野菜・花の栽培	【実施方法】育て方の確認を行いながら、施設内での苗木の植え付けから始め、種から生育や野菜の収穫などを段階的に行う。 【頻度】毎日

【社会適応プログラム】

⑥自宅の環境調整	【実施方法】自宅でのトイレの調整やベランダガーデニングが再開できるような、環境調整を行う。 【頻度】外泊時などに同行訪問し、実施する。

作業療法経過

項目	1W	2W	3W	4W	5W	6W	7W	8W
①								→
②								→
③								→
④			→					

⑤							
⑥							

①下肢の関節可動域および筋力の維持増強

②屋内および屋外歩行訓練

③回想療法

④トイレ訓練

⑤施設内でのプランターでの野菜・花の栽培

⑥自宅の環境調整

【最終評価】

合意した目標

● 杖歩行にて、居室のトイレ動作が自立する（実行度10/10　満足度8/10）。

● 杖歩行が安定し、施設のプランターでの野菜・花の栽培ができる（実行度8/10　満足度7/10）。

Ⅷ 再評価と作業療法成果のまとめ（アセスメントまとめと解決すべき課題）

　大切な生活行為が失われると、生きがいを失い、不安や孤独感から認知症によるBPSDが生じやすくなる。その結果、居室に閉じこもりの生活になり、余計に不安や孤独感が強くなるという悪循環に陥る。本事例は現在、T杖にての移動動作も安定し、自室でのトイレ動作を始め、身の回りの動作はほとんど自立している。今後もできる限り自立した生活を送りながら、余暇活動としてカラオケやベランダガーデニングなどを日課として取り入れ、在宅生活でも継続して生活行為を実施し、在宅生活が少しでも長く送れるような支援を行っていくことが大切である。

参考文献

1) 石川斎, ほか編：図解作業療法技術ガイド 第3版. 文光堂, 2011.

2) 米本恭三, ほか編：実践リハ処方. 医歯薬出版, 1996.

3) 前田真治：老人のリハビリテーション 第6版, 医学書院, 2003.

4) Bowlby MC, 竹内孝仁：痴呆性老人のユースフルアクティビティ, 三輪書店, 1999.

5) 室伏君士：痴呆老人への対応と介護, 金剛出版, 1998.

6) 四天王寺悲田院施設リハ研究会編：老人施設のリハビリテーション, 三輪書店, 1995.

7) 宇野彰・波多野和夫：高次神経機能障害の臨床はここまで変わった, 医学書院, 2002.

統合失調症：精神科病院

 Ⅰ ## 対象者情報

1. 一般的情報

40歳代前半　男性　**【家族構成・キーパーソン・家族関係】**未婚。父は亡くなっており、母は独居。弟と妹がおり、いずれも家庭を持っている。キーパーソンは弟で、月1回定期的に見舞いにも来る。妹は見舞いに来たことがない。症状増悪時に母と妹への暴力が常態化していたため、この2人は本人に拒否感がある。本人が退院した場合、家族の直接的な支援は望めない。

【生活歴】高校までは卒業したが、成績は常に下位であった。高卒後、自衛隊に入隊したが、1年で除隊した。その後は、工事現場警備員、新聞配達員、配送センター夜勤アルバイトなど職を転々とした。20歳代半ばからは入院生活が長くなり、ずっと無職である。　**【今回の発症前の生活状況】**今回の入院は30歳代になってからで10年以上に及ぶ。入院前は両親・妹と同居していた。無職であり、通院以外は引きこもりがちの生活であった。　**【⑥病前性格】**発症前は生真面目で穏やかな性格だが、人付き合いは不活発だった。　**【家屋状況】**母は持ち家の一軒家に独居であるが、本人の同居は拒否している。　**【経済状況】**生活保護受給　**【社会的サービス】**精神障害者手帳1級を所持している。

2. 医学的情報

【主たる診断名】統合失調症　**【合併症】**高脂血症　**【現病歴】**高校在学時に不登校となった時期があり、心療内科の受診歴がある。「世界を救済する発明をしたのでそちらに専念したい」との理由で自衛隊を除隊し、数カ月単位で転職を繰り返していたが、「本当の家族は別の惑星にいる」と両親・妹に暴力をふるうようになり、近隣住民からの通報で措置入院となった。20歳代では短い入院と退院しての就職を繰り返していたが、30歳代になってからは現在まで入院が続いている。　**【既往歴】**特になし　**【禁忌事項】**特になし　**【服薬状況】**抗精神病薬を通常量、不眠時頓服として眠剤を処方されている。　**【作業療法依頼票】**生活リズム、体力、対人交流の維持を目的に処方されている。

3. 他部門からの情報

【主治医】症状増悪時には幻覚妄想があったが、ここ数年は観察されず、服薬内容も変化していない。病棟他患の退院をきっかけに「僕はまだ退院は無理でしょうね」「この年齢で家族の世話にもなれないし」などの発言が聞かれるようになり、言葉とは裏腹に退院への意欲が高まっている様子である。1年後を目途にグループホームへの退院を目指す。　**【看護部門】**病棟では落ち着いてお

り、他患とのトラブルもないが、日中はひたすら院内を歩き回っている。ADLは自立しているが、服薬や金銭などの生活管理には見守りが必要。

【PSW】母と妹は本人の退院こそ拒否しないが、同居は拒否しており、退院後に家族から直接的な支援を求めることは難しい。本人は退院後の生活のイメージがない。

4. 初回観察・面接時の情報

【印象】礼儀正しく、言葉数は少ないが馴染みやすい。【本人の主訴】体力を維持したい。退院したい気持ちはあるが無理だと思う。【病棟での生活状況】デイルームでテレビを見ているか、病院内を歩き回っている。【OTの参加状況】毎日休まず参加し、毎回テレビゲームで野球をやる。プラモデルや手工芸などの作品作りはやらないが、作品作りに取り組む他患に声をかけることはある。

Ⅱ 作業療法初期評価結果

1. 心身機能・身体構造

【運動】日常生活に影響を与えるパーキンソニズムやその他の制限は観察されなかった。【体力・持久力】生活上の影響は観察されないが、本人は体力低下を常に気にしている。【意欲】病棟を歩き回っている様子などから意欲のエネルギーはある程度保たれている。【性格】社交的ではないが、穏やかでトラブルを好まず従順である。【情動】野球ゲームで毎回大敗しても悔しがらないことやその他から軽度鈍麻である。【知覚】過去の症状増悪時に本人は「宇宙人の声が聞こえた」という。今は「あれは幻聴だった」「もう何年も聞こえない」と言っており、症状は消褪し、幻聴の認識もある。【注意・集中】呼びかけに返事のない場面が多く、注意散漫である。本人は集中維持困難を自覚している。【思考】過去には「自分は宇宙人の子ども」という考えが頭に浮かび「信じてしまった」が「今は妄想とわかっている」とのことであり、症状はおさまっており、妄想の認識もある。ただ、「簡単なことでも考えをまとめるのが難しい」と思考のまとまりのなさはある。【高次認知】病棟やOTでの過ごし方が定型的で、認知の柔軟性は低下している。また、野球ゲームでの毎回の大敗、ちょっと席を外したすきに他患に席を取られた際に対処できなかったことなどから問題解決も低下しており、かつ、他者に相談する様子もない。「退院は無理」という反面、「退院したらすぐ就職する」とも言い、現実検討の低下も疑われる。

2. 活動

【ADL】セルフケアは促しなしで行うが、ひげのそり残しや寝ぐせがあり、質は高くない。【IADL】洗濯は自分で決めた曜日に行っている。調理の経験は

ほぼない。服薬管理・金銭管理など生活管理は見守りと助言が必要である。公共交通機関などの公共サービスの利用は今回の入院中ほぼ経験がない。

【コミュニケーション】表情は穏やかだが、変化に乏しい。一問一答は可能だが、説明の回りくどさがあり、長い会話では話のそれることがよくある。

【学習能力】野球ゲームで大敗を繰り返していることなどから低下している。

3. 参加

【社会生活】20歳代半ば以降、通院以外はほぼ引きこもり状態であった。

4. 環境因子

【家族関係】病状悪化時、暴力をふるっていたことを本人は悔いているが、母と妹は拒否感がある。弟と本人の関係に支障はないが、弟は家庭があり、直接的支援は望めない。

【病院での人間関係】他患との交流は薄いが、本人が原因となるトラブルはない。病院職員の指示には従順だが、本人から病院職員に相談することはない。

5. 個人因子

【趣味】病前の趣味は不明だが、今は野球ゲームと体を動かすことを継続して行っている。

【生活経験】家庭と病院以外の生活経験に乏しく、成功体験も少ないと思われる。

 ## 評価のまとめと標的課題

1. 評価のまとめ

以前は幻覚妄想の影響があったが、現在は思考のまとまりのなさや感情の軽度鈍麻を残し、病状の安定したケースである。思考のまとまりのなさの影響で問題解決や現実検討の低下、生活管理の一部見守りがあり、これらは長期的支援が必要な面と考えられる。このため、退院後も様々な支援の必要性が予測できるが、家族からの直接的支援は難しく、デイケアやグループホームを活用しながら生活を組み立てる必要がある。ただ、思考の柔軟性や現実検討の低下に加え、社会経験の少なさもあり、本人は退院後の生活を具体的にイメージできず、自分ではその準備を進められない状態にある。また、疾患や性格の影響もあり、困りごとや問題が発生した際に自発的な相談が難しいことも課題である。

2. 標的課題

- 退院生活を具体的にイメージできず、自分では現実的な退院準備を進められない。
- 疾患や性格の影響から困りごとや問題の発生時に適切に相談することが難しい。

第6章　実習報告書例　2. 作業療法

作業療法計画

1. リハビリテーション目標（1年）

デイケアとグループホームを利用して生活している。

2. 長期目標（1年）

1）大きなトラブルなく、デイケアおよびグループホームを利用した生活に移行している。

2）デイケアとグループホームの定期面談で職員の聞き取りにより困りごとを相談できる。

3. 短期目標（3カ月）

①退院計画を担当OT・看護師・PSWと共に立てることができる。（長期目標1）に対応）

②週1回の定期面談で担当OTに困りごとを伝えることができる。（長期目標2）に対応）

4. 実施計画

1）社会復帰プログラムへの参加	【内容】OT室主催のプログラムに参加する。 【目的】退院生活の具体イメージ作りと動機づけの強化 【方法】週1回3カ月間（1回60分計12回）実施されるクローズドグループのプログラムに参加する。
2）OTSとの定期面談	【内容】1週間の困りごとをノートに記録し、面接でOTSに伝える。 【目的】相談する習慣の確立 【方法】毎週金曜午後に30分間、OT室で実施する。
3）OTでのキャッチボールの実施	【内容】院内作業療法の時間にOTSとキャッチボールを行う。 【目的】体力維持という本人の要望と野球という本人の好みを取り入れた活動を通した、OTSとの関係づくり。 【方法】毎日の作業療法の時間の冒頭に5〜10分程度、グローブと軟球を使ったキャッチボールを院内体育館で行う。

 作業療法経過（実施期間は2週間）

1）社会復帰プログラム：1回のみ実施。初回参加時の自己紹介では退院への思いを本人なりに語っており、動機づけが明確化しているように見受けられた。

2）定期面談：2回実施。毎回困りごとをノートに記載し面談に臨んでいた。他患の妄想的な訴えへの対処や病棟看護師に声をかけるタイミングなどの困りごとが伝えられた。

3）キャッチボール：毎日計10回実施。2週目はキャッチボール終了後、OTSを散歩に誘うようになった。

Ⅵ　再評価と作業療法成果のまとめ

　2週間のみの実施であり、明確な成果はまだみられない。ただ、本人は支障なくそれぞれの活動に取り組んでおり、引き続きこれらの活動の実施が望まれる。特に、訴えの少ない本人ではあるが、意外と様々な困りごとを生活の中で抱えていることが定期面談を通して理解できた。OTSはこれらの解決策を具体的に伝えられなかったが、OTRであれば効果的な解決策を提示し、相談の習慣を強化することが可能になるのではないかと考えた。

うつ病：一般病院精神科

I はじめに

　今回、総合実習において、うつ病により休職中で、復職支援プログラムが導入された時点での対象者を担当し、作業療法（評価から治療・再評価）の一連の過程を経験する機会を得たので以下に報告する。

II 対象者情報 （○月×日〜△月□日まで、本人、カルテ、他職種より収集）

1. 一般的情報

年齢：30歳代後半　男性　【家族構成】父親・母親（キーパーソン）と3人同居。

【家族関係】父親：仕事中心の生活。亭主関白。息子たちの学業や仕事等にとやかく口出しするほうではない。　母親：不安が強い。本人の職場とも連絡をとっている。また、現在療養中の本人の生活に関しても細々口出しすることが多く、過干渉気味。本人もいやいやながら母親の言うことは聞いている。

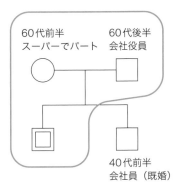

60代前半
スーパーでパート

60代後半
会社役員

40代前半
会社員（既婚）

兄：家からは独立している。特に関係性が悪いということはない。年に1〜2度会う程度。母親の不安耐性の低さと過干渉気味な行動により、時折本人と口論になるという。しかし、本人も自分のことを思っての行動と理解している。やや依存的な印象も受けるが概ね良好な家族関係。　【職業歴】製造業（車の部品製造：スプリング）、大学卒業後10年勤務（転職歴なし）　【教育歴】小学校・中学校・高校と地元の公立校、一般入試で私立大学工学部へ入学し4年間で卒業。【病前性格（本人より聴取）】友人は多いほうではなく傷つきやすい、仕事一筋的な面もある。

【経済状況】傷病手当金受給　【趣味】アニメ・テレビゲーム・パソコンの自作
【利用している社会的サービス】なし

2. 医学的情報

【診断名】うつ状態、神経衰弱状態。発達障害圏疑い、自己愛性・回避性パーソナリティ傾向　【合併症】なし　【現病歴】約3年前から会社が業績悪化し、残業や休日出勤が増えた。特にここ1年は、早朝出勤し日付が変わるまで勤務することが多くなった。上司の退職に伴い、部署のサブリーダーを務めるようになると、人のまとめ方がわからず、だれに相談すればよいかもわからず、新

しい上司に罵倒される日もあった。風邪症状が何日か続いた後に突然身体が動かなくなり会社を休んだ。その後も症状は改善せず、めまいやしびれなどの症状が出現したため脳外科を受診。画像診断上異常はなく、精神科受診をすすめられ精神科を受診。上記症状に加え、抑うつ症状や注意集中力の低下、悲哀感情などを認め抑うつ状態との診断を受けた。薬物療法が開始され同時に休職となった。その後まもなく抑うつ症状は改善。そのため、主治医より散歩や買い物等の外出練習をすすめられる。しかし、「会社の人と会ったらどうしよう？」「近所の人にどう思われるか？」と考え過ぎ、外出できずにいた。見かねた家人から文句や愚痴を言われると、途端に情動不安定となり、抑えきれない怒りや悲しみで家の壁を殴ってしまうこともあった。過食や食欲低下、不眠や過眠、記憶力の低下など様々な症状が出現し一進一退を繰り返しながら、外出時間（夜間）や場所（映画館やレンタルビデオ屋）を工夫し外出できるようになるまで約2カ月を要した。ある程度自宅中心の生活が安定を見せ始めたため、主治医より人の目を気にしながらの自宅リハビリには限界があるということで、リワークプログラム参加をすすめられ当院復職支援プログラム参加となった。

【既往歴・合併症】なし　**【禁忌事項】**なし

【服薬状況（○月×日時点）】

レンドルミン®0.25mg×1	1日1回就寝前（ベンゾジアゼピン系睡眠薬）
テトラミド®10mg×2	1日1回就寝前（四環系抗うつ薬）
サインバルタ®20mg×1	1日1回朝食後（SNRI）

【処方箋内容】

● 精神科ショートケア（復職支援プログラム）

● 目的は復職

【特記事項（カルテより）】

感情（怒り・悲しみ等）の動揺による衝動性の亢進がみられる可能性があるため、自傷等の行動化に注意。希死念慮についてもフォローしておく必要がある。

　3. 他部門からの情報

【医師】薬剤調整はほぼ終了。徐々に外出もできてきたが、自宅でのリハビリは限界。リハビリをして復職を目指す段階。　**【精神保健福祉士】**金銭面に問題はない。母親がやや過干渉気味。時折感情的な衝突があるものの本人もやや母親に依存的な面もある。　**【作業療法士】**まずは参加をしてもらいながら本人の行動特性等の評価を行う。

 作業療法初期評価

○月×日〜△月□日まで、本人、カルテ、他職種より収集した対象者情報と面

接・観察から得られた情報から評価を行った。

1. 初回観察・面接時の情報

【第一印象】色白で大柄な男性。やや肥満傾向。表情はさえない。緊張もあるのかOTS（作業療法学生）の問いかけにもややぶっきらぼうで短い返答が多い。

【主訴】仕事に戻らなくてはいけない。しかし、踏ん切りがつかない。

2. 心身機能・身体構造

身体面	a. 睡眠覚醒リズムの乱れ（昼夜逆転、過眠傾向、入眠困難） b. 食行動異常（過食⇔食欲低下） c. 身体的不定愁訴（右半身のしびれ、手指振戦、めまい） d. 排泄障害（下痢・便秘） e. 億劫感、体力耐久性の低下
思考面	a. 抑うつ感（日内変動あり）　※SDS：56点 　起床時がつらく、夜にかけてこのまま治るんじゃないかと思うほど楽になる時がある。 b. 注意集中力の低下 c. 希死念慮あり（死んだら楽になるのかな？と考えることがある） ※自殺企図歴はなし
感情面	怒りや悲しみ、不安とか焦りが入り混じった状態と話をされる。時々、自分が壊れてしまうんじゃないかと思うぐらいに不安定になることもある。 ※身体構造に問題はない。

3. 活動

ADLは自立。家事等は母親が担っている。本人は現在、部屋の片づけをする気にもならないとのこと。会社に行くことができない（休職中）。症状の状態にもよるが、短時間の散歩や買い物、映画鑑賞に行くことなどもある。しかし、会社の同僚などに会うことを恐れて時間帯を夜にずらして外出することが多い。家ではゲームをして過ごすことが多い。しかし、以前のように長時間集中することができない。

4. 参加

対人交流は家族と主治医のみ。「会社の人と会うのが怖い」「近所の人にどう思われるかが気になる」など世間体を気にしてしまう。人目の少ない夜間に外出をするようにしている。

5. 環境資源

人的環境	【母親】やや過干渉気味ではあるものの、本人も少し依存している印象はある。 【社長・社長夫人】疾患に対してどの程度理解しているかは不明。「長く務めている社員なので配属場所を変更することも考えている」とのこと。 【同僚】気の合う同僚も数人いる。しかし、何らかのサポートをするわけではない。会社でのことを思うとまだ行けないと話をされる。
その他の環境	家にいる時はほぼ自室で過ごすことが多い（怠けていると批判されることが嫌だから）。

6. 個人因子

● 大学卒（工学部）

●「責任感がある」と言われるとのこと。対人関係はもともと苦手で内向的。

7. 評価のまとめ（問題点と利点）

● ICF分類に基づいて記載（図2参照）

作業療法計画

1. リハビリテーション目標

● 復職

2. 長期目標（LTG：3カ月）

● プログラムへの週5回参加

● 会社への報告・連絡・相談を行う

3. 短期目標（STG：1カ月）

①週間活動記録票を用いて自身の生活リズムや疲労感を把握する

②他の参加者と挨拶をする（お願い事をしてみる）

③プログラムへの週2回（火曜・木曜）参加

4. 実施計画

①実施内容・目的

　短期目標①〜③を目的に復職支援プログラム（畑作業）へ参加

②実施方法

　a. 手段：復職支援プログラム（畑作業）を用いる

　b. 期間：約2週間

　c. 頻度：週2回（火曜・木曜）

　d. 時間：9時30分〜12時30分（3h）

　e. 場所：病院内の畑（ショートケア室）

作業療法経過

　予定通り2週間の実施。この期間の参加回数は4回で、休みなく参加できている。参加当初より緊張が強く、短期目標②のお願いをする部分はできなかったが、挨拶はみずからすることができていた。週間活動記録票への記入は現在も継続中。週に一度振り返りを行い、自身の生活リズムや調子の変動などについて話をしている。概ね順調に短期目標を達成できている印象があるが、症状そのもの自体に変動はあるという。プログラム参加後は、疲れからぐったりしていると話をされる。翌日まで疲労が残存している様子もみられる。プログラム参加の疲労により、1週間コンスタントに動くことができていない。今後も

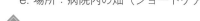

第6章　実習報告書例　2. 作業療法

まずは休職中の生活の立て直しが必要であると考えられる。

 再評価

　　上記のように計画通り参加はできている。しかし、症状そのものは残存しており、プログラム参加後の疲労感は強い。今後、疲労感や睡眠、気分や感情のモニタリングを継続しながら、参加回数や他患者との交流の量を増加させていく。週5回の参加を目指していく。

 まとめ

　　今回の実習では、プログラム導入と同時に実習生として関わる機会を得た。対象者の状態はまだまだ安定したものではなく、声のかけ方、面接の時間、調子の変動等、学内での学習では体験することのできない緊張感のあるものであった。そのような中でも対象者の方と向き合っていると、何か私にできることはないだろうかと真剣に向き合うことができた実習であったと考えている。貴重な機会を与えていただいた、対象者の方、臨床実習指導者の先生はじめ、スタッフの方々に深く感謝いたします。ありがとうございました。

図1　ICF分類における本症例の問題点・利点

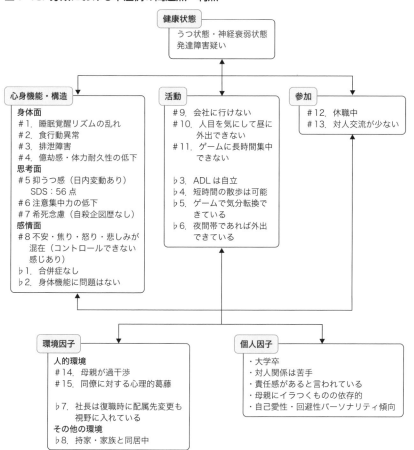

6-2-11

自閉症：児童福祉法施設　障害児通所支援事業所 （医療型／福祉型）

I 対象者情報

1. 一般情報

男児　5歳　【家族構成】システムエンジニアの父、専業主婦の母（キーパーソン）、本人　【通園状況】B幼稚園・年長（週4）と、当センター、児童発達支援事業C（週1）を併用。

2. 医学情報

【診断名】自閉スペクトラム症。発達性協調運動症。

PARS-TR短縮版（回答者：母親）：幼児期ピーク得点16点、幼児期現在得点8点。「PDDが強く示唆される」得点であった。

3. 生育歴と療育歴

周産期情報	在胎39週　出生児体重2,500g　正常産にて出生。黄疸強く、光線療法を実施。
運動発達	【首座り】4カ月　【寝返り】5カ月　【一人座り】7カ月　【はいはい】12カ月（「ずり這い」と母子手帳には記載）【立位】8カ月　【一人歩き】12カ月
言語発達	【1語文】2歳6カ月　【2語文】3歳
生育歴・医療歴	乳児健診では指摘なし。 【4歳時検診】協調運動の困難さを指摘され、地域の保健所にて心理士による定期経過観察となる。 【4歳6カ月】保健所より当発達センターに移行。児童発達支援利用の受給者証を取得。以降、児童発達支援事業Cにて集団療育を週1回開始。 【5歳2カ月】D病院・児童精神科医受診し診断を得る。 【5歳4カ月】就学と就学相談への情報提供目的で、当センターの発達診より評価の処方があり、本評価に至る。

4. 他部門情報

【児童発達支援事業Cの担当指導員から聴収】児童発達支援事業C（6名の年長男児のみの母子分離グループ）では、ルールに厳しくマイペース。時々、他の児童と唐突に喧嘩になり、本児が泣いて喧嘩が終わる。本年度の本児の狙いは、他の子どもとの関わりを広げること。

【幼稚園の様子：担当指導員の幼稚園訪問の記録より】園庭での活動には参加せず、一人、園庭近くのウッドデッキで、ブロックを組み立て遊んでいる。大人の指示はよく聞き、ペースを尊重してあげれば特にトラブルもない（幼稚園の担任教諭より）。食物の好き嫌いが多く、給食が食べられない日がある、ダンスなどは踊らない。

作業療法評価（生活年齢5歳5カ月）

1．家族の作業療法評価にあたっての主訴

就学相談を受けるにあたり、子どもの様子を学校にも伝えたい。「身の回りのことをするのがゆっくり。疲れてしまうよう。手足の力も弱い」「大人とのやり取りは良いが、子どもの集団だと言われていることがわかってないようにみえる」本児の主訴は「困っているのは力が弱いこと」と話す。

2．WISC-Ⅳ知能検査（今回の作業療法評価と並行して、当センター心理士実施。生活年齢5歳4カ月）

【全知能指数】FSIQ 123：知能水準は「平均の上」　【言語理解】VCI 140　【知覚推理】PRI 132　【ワーキングメモリ】WMI 82　【処理速度】PSI 102　【検査時の様子】疲れをみせながらも黙々と課題をこなす。わからない時、自分からDK（Don't know）を言えず、検査者を見る。

3．作業療法初回評価（生活年齢5歳5カ月）

事前に日本版感覚プロファイル短縮版の回答を依頼し、当日は臨床観察と日本版ミラー幼児発達スクリーニング検査簡易版：S-JMAPを実施した。

1）第一印象

痩せ型の男児。初対面の学生に笑顔をみせる。しかし立位姿勢は定まらず、常にフラフラしている。また、少し緊張が高まると、発汗し汗を手で拭う。

2）日本版感覚プロファイル短縮版の結果（記入者：母親）

「低活動・弱さ」「聴覚フィルタリング」そして「視覚・聴覚過敏性」のセクションが「高い」結果になり、他のセクションと合計得点は、すべて「非常に高い」結果となった。

セクション	セクションスコア合計	分類システム
触覚過敏性	25/35	非常に高い
味覚・嗅覚過敏性	19/20	非常に高い
動きへの過敏性	10/15	非常に高い
低反応・感覚探求	15/35	高い
聴覚フィルタリング	17/30	高い
低活動・弱さ	30/30	非常に高い
視覚・聴覚過敏性	12/25	高い
合計	128/190	非常に高い

表1　日本版感覚プロファイル短縮版結果

第6章　実習報告書例　2．作業療法

3）日本版ミラー幼児発達スクリーニング検査簡易版：S-JMAPの結果

【検査時の様子】休憩を挟まず20分で終了するが、最後の「6．文章反復」の項目では「こういうのは嫌い」との訴えがあり、教示を何度も繰り返して確認する、また右手で右耳の上を掻きむしるなどの行動が観察された。

【検査結果】「4.背臥位屈曲」は本検査で下位0〜5パーセンタイルにあることを示す「赤」で、下位6〜25パーセンタイルを示す「黄」となったのは「2．人物画」「3．片足立ち」そして「6．文章反復」であった。合計点は32点、総合点は−5点であった。

項目	得点（結果）	観察メモ
1．積木構成	9（緑）	
2．人物画	4（黄）	素点16点　首肩なし。手足は棒。
3．片足立ち	6（黄）	＊左脚/6秒全身動揺。
4．背臥位屈曲	3（赤）	＊2秒/体幹の屈曲位が保てない。
5．構音	6（緑）	素点3点「ちゅみき」「でんば」「おたくさん」
6．文章の反復	4（黄）	素点2点　教示を聞き返す。
合計	32	総合得点　　−5点

Note：5歳3カ月〜5歳8カ月群

表2　日本版ミラー幼児発達スクリーニング検査簡易版：S-JMAPの結果

4）臨床観察項目：S-JMAP中に観察された特徴

- 上肢：利き手は右手で、右手を中心に使用し、鉛筆は手掌回外把持であったが、筆圧はとても弱い。
- 机上課題では姿勢保持が困難で、骨盤が後傾し、円背であった。下脚は膝関節を強く屈曲し、両足、尖足位になり、足底は床に接地しない。

4．評価のまとめ（表3．ICF参照）

知能検査の結果から、本児は「平均より上」の知能水準がある。しかし下位検査では検査間でディスクレパシーが現れていた。日本版ミラー幼児発達スクリーニング検査簡易版でも、「文書の反復」の結果から、本児は言語指示に注意を向け、把握することに困難さがある自閉スペクトラム症の特性があることが考察される。また日本版感覚プロファイル短縮版の結果から、本児は触覚、嗅覚、味覚に過敏さがあり、これらは他部門情報で得た、食事の偏食や運動を回避する傾向、易疲労性また姿勢調整の困難さ、本児とご家族から主訴に上がった「手足の力が弱い」ことの原因となっていることが考えられる。

また、「人物画」や、「背臥位屈曲」の結果より、本児の姿勢保持の弱さと動きを伴う身体図式の未熟さが、運動全般の不器用さに影響していると考えた。

健康状態
両眼の視力が0.3、他、チック症状（肩をスクめる）、良好、幼稚園年長の男児

（変調または病気）
自閉スペクトラム症／発達性協調運動症

【心身機能・身体構造】	【活動】	【参加】
〈肯定的側面〉 ● 知能は「平均の上」 ● 対大人であれば、初めての人ともやりとりが可能 〈否定的側面〉 ● 触覚、嗅覚、味覚に過敏さを持つ ● 姿勢調整が困難 ● 易疲労性 ● 手先/粗大とも運動全般に不器用さがある ● ストレス下では発汗が増し頭を掻く ● ルール等にこだわり	〈肯定的側面〉 ● 大人の指示をよく聞く 〈否定的側面〉 ● 朝食は母親に食べさせてもらう ● 動きが遅い ● 幼稚園で園庭での遊びに参加しない ● 遊具のボックスなどを運べない ● 食物の好き嫌いが多い ● ダンスを踊らない	〈肯定的側面〉 ● ペースを尊重してあげれば、トラブルはない 〈否定的側面〉 ● 動きが遅い ● 一人遊びが多い ● 給食が食べられないことがある ● 同年齢の友達とは喧嘩になりやすい

【環境因子】	【個人因子】
● 父親、母親、本人の家族 ● 母親が専業主婦 ● B幼稚園（週4）と児童発達支援事業C（週1）を併用 ● 幼稚園でトラブルはない	● 車やブロックの玩具が好き ● 他児と喧嘩で泣いてしまう ● マイペース ● 運動を回避する ● 検査などは頑張る ● 不安があっても人に援助を求めない

表3　ICF

問題点と利点

1. 問題点

　本児は感覚特性があり、身体図式は未熟で、姿勢保持が困難であることから、日頃から運動を回避する傾向を持つ。そのため、幼稚園等の取り組みでは同年齢集団への参加も回避してしまい、本児の活動経験の少なさや、マイペースな活動が「強化される」要因となっていることが考えられる。

2. 利点

　本児の知能水準は「平均の上」であり、ペースを尊重し、大人が関わる上ではトラブルはない。

（縦書き右端）第6章　実習報告書例　2. 作業療法

作業療法計画

1. 支援方針目標

　就学までの半年間、児童発達支援事業Cの小集団活動の取り組みに、粗大な運動遊びを継続したプログラムとして組み込み、運動経験の機会を増やすことを提案した。また本児の感覚特性については関係機関、保護者に結果を個別支援会議で共有し、具体的に本人が苦手とする触覚、嗅覚、味覚などの感覚についての確認と共有を行った。これらのまとめは就学時には本児に必要な配慮事項として就学先に情報提供する。

2. 実施計画

1）実施内容・目的

　児童発達支援事業Cの小集団の運動プログラムにOTSが参加し実施した。本プログラムの目的は、本児の運動経験の拡大、運動場面への参加と、基礎体力作りとした。

2）実施方法

　児童発達支援事業所の小ホールで実施した。運動プログラムは1カ月4回を1タームとし、就学までの6カ月を実施する計画だが、本症例報告では導入の1カ月のプログラムの経過を報告する。

 作業療法経過

1）導入前期（週1回60分2回）

　体操着へのお着替え、サーキット活動、小ゲーム（風船バレー）、チャレンジ課題（長縄跳び）のプログラムを実施した。

- 就学を想定し体操服の上下の着脱後、ホールに集合とした。導入前期では更衣に時間がかかる本児を想定し、準備ができたものからサーキット活動を始めるよう設定し、本児の更衣の遅さから他児とのトラブルを生まないように配慮したが、本児は子どもの中で最後になることに不満を示したため、その後の課題では小集団が全員一緒に始め、順位等でこだわりを強化しないように配慮した。
- サーキットは巧技台の飛び石、はしご登り、平均台、トンネルくぐり、トランポリンを配置し、導入期として、全員が無理なくゴールできる内容とした。サーキット課題は2回目には「簡単すぎる。もっと難しくして！」と笑顔で要求するようになった。
- 小ゲームは、風船バレーを全員で落とさず何回できるかを実施した。
- 導入では長縄の「大波小波」と「蛇」のみ実施し、全員が達成できるレベル

で楽しく終了できるよう促した。飛び越える位置を床に養生テープで示し、確認しやすいように示した。また大人が縄のリズムを「１、２のはい」と言葉かけするなど、本児が飛ぶタイミングを捉えやすくなるよう支援を行った。

2）導入後期（3週目〜2回）

運動プログラムの流れは変更なし。

- 本児の体操着への着替えはスムーズになった。
- サーキットは全体的に容易な課題であったことから、平均台に変えて、ボルダリングボードを加えた。達成できるレベルではあったが、ボルダリングでチョークを手指につけることには抵抗を示した。
- 風船バレーは継続して実施したが、楽しさから感情が高まる様子があった。
- 長縄の全員跳びに変更した。子どもが並ぶ直線を床に養生テープで示し、ジャンプの位置が確認しやすいように支援した。また飛ぶタイミングを支援者が「はい」と声かけした。縄跳びは縄を回すと、表情をこわばらせたが、並び順などを工夫すると、友人と同じタイミングでジャンプすることができた。

Ⅵ　作業療法成果のまとめ

週1回の児童発達支援事業所の小集団活動内での支援であったが、導入期4回のプログラムで、本児の達成できる運動課題を、競争や順位等こだわりを強化しないように努め、同年齢集団との関わりを並行集団から短期課題集団の段階で課題を設定したことにより、トラブルなく運動課題に参加する経験を提供することができた。また本児の実態に合わせた運動課題は、運動遊びに対して、参加する楽しみの発見となった。

第6章　実習報告書例　2. 作業療法

第7章
他者を理解し、
セラピスト人生を楽しむために
役立つ本・映画案内

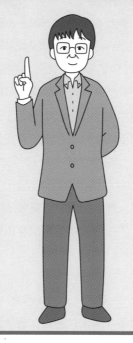

- 理学療法・作業療法を実施する際には、対象者の性別・年齢・生活歴・教育歴など、様々なバックグラウンドを踏まえた上でその対象者の生活様式や主訴を理解する必要があります。

- それらを正しく理解するためには、その対象者と同様の人生を経験することが最も確実な方法でしょうが、もちろん現実的ではありません。1人の人間がその人生において経験できる事柄には限りがあります。

- そこで、映画やノンフィクション小説に触れることにより、他者の人生を追体験することや疑似体験することができます。

鉄則 1　学生におすすめの本

　筆者はOT養成校入学（22歳）から現在（57歳）までの35年間で約2,000冊の本を読んできました。その読書体験の中で最も学んだことは、「自然科学であろうと歴史・社会に関する事柄であろうと絶対的に正しい唯一の見解はない」ということです。このことを理解することで、リハビリテーションや作業療法の周囲で起こる論争（例：作業療法に効果はあるのか？）について冷静に考えることができるようになりました。たとえば、「作業療法には作業療法士にしか提供できない医学的に説明可能な効果はあるのか？」というような問いかけにも、他の学問領域や社会の歴史的変化を踏まえて、「正しい見解」により近い考えは何か、と考えることができるようになりました。また、このことにより、筆者はリハビリテーションや作業療法をより深く追求したい（科学的にも、社会的にも）という意欲が喚起されました。

　本節は、読書を通して、理学療法・作業療法実習生もリハビリテーションや理学療法・作業療法を追求する意欲をより持っていただきたいと考え、記したものです。

科学・技術をテーマとしている本

●市民科学者として生きる（高木仁三郎、岩波書店、1999）

　筆者が読書にはまったきっかけの一つは、1986年（当時23歳）に旧ソ連で起きたチェルノブイリ原子力発電所事故です。当時、原子力発電所は、ひとたび事故が起きれば甚大な被害が生じると考えられてはいました。しかし、事故は起きるはずがなく、「絶対に安全」であると喧伝されていました。しかし現実に事故は起きました（1979年にアメリカ合衆国のスリーマイル島原子力発電所事故も起きてはいますが）。このことに疑問を持ち、関連書籍を読み始めました。すると、「科学は、しょせんは人間の営みであり、絶対はあり得ない」「特に巨大科学・技術は、実証実験が難しく、安全の確認はシミュレーションに頼らざるを

得ない」「原子力発電も絶対に安全と言い切れるわけがない」などのことを知ることができました。以来、原子力発電関連の本を読み続けています。

　『市民科学者として生きる』の著者である高木仁三郎氏は、東京大学理学部を卒業後、原子力関連企業に勤務し、その後着任した東京都立大学理学部助教授の職を捨て、原子力発電の問題を一市民の立場から考え、世に問う仕事を始めます。本書によれば、国や電力会社がいう原子力発電の安全性は絶対的ではなく、ひとたび事故が起きれば、その被害は甚大なものになるであろうとのことです。原子力発電を維持・推進するのがいいのか、廃棄するのがいいのか、筆者には判断ができません。きっと「絶対的に正しい唯一の見解はない」のでしょう。しかし、本書を読むことで、高木氏の「お金や名誉にこだわることなく、ただ真摯に原子力発電の問題に向き合いたいという姿勢」に触れると、読者も自分自身の仕事に対する姿勢を振り返らざるを得ないのではないかと思います。ちなみに高木氏は、1995年の時点で、2011年に起こる福島第一原子力発電所事故を予見するかのような文章を書いています（核施設と非常事態―地震対策の検証を中心に―．日本物理学会誌、50（10）、1995）。

リハビリテーション・作業療法をテーマとしている本
●エガース・片麻痺の作業療法―Bobath理論による（協同医書出版社、1986年）の序文

　筆者がOT学生の時に読んだリハビリテーション・作業療法に関連する文章の中で、最も強く印象に残っているものは、『エガース・片麻痺の作業療法』の「日本語版への序文」です。この序文を書いた上田敏氏は、リハビリテーションや理学療法・作業療法を日本に導入し、定着させた著明な医師です。通常、本の序文は、その本がいかに優れているか、読むに値するか、を書くものです。しかし上田氏は、「（この本の出版を）それほど手放しでは喜べない」「異例のことで申訳けない（原文ママ）」と書き、この本の問題を「Bobath法の実績の評価」「本来理学療法の

技法として生まれたBobath法を作業療法に適用することの是非」に分け、序文としてはまずみかけないほど詳細に論じています。その専門家としての態度にも感銘を受けましたが、その序文の内容に衝撃を受けました。この本は、OT学生の最終学年（3年生）でやっと治療・訓練を学ぶことができると期待していた授業の教科書でした。その頃、脳卒中の運動障害・上肢機能障害に最も興味を持っていました。2年生までは手工芸の実技授業や評価を学ぶのみでした。手工芸の実技授業では、「これが本当に治療・訓練なの？」という疑問を持ち、その疑問は学年が進んでも大きく膨らむ一方でした。そんな思いの中で迎えた最終学年の、最も期待していた授業の教科書の内容が、序文で問題提議されていたのです。OT養成校に入るまでは、「リハビリテーションや作業療法の技術・効果は科学的に実証されていて、養成校ではそれを学べば、いっぱしの治療・訓練提供者になれる」と疑いもなく考えていました。しかし、ことはそんなに単純ではないことが、この序文を読んではっきりしたのです。そして、この序文を読んで以降、原子力発電における安全性の科学的検証が抱える問題とリハビリテーション・作業療法における効果の科学的検証が抱える問題の根幹は同じであることを意識するようになりました。そして、「世の中の現象のつながり」を意識するようにもなりました。

 ## 進化論をテーマとしている本
● **神は妄想である（リチャード・ドーキンス、早川書房、2007）**
● **進化の存在証明（リチャード・ドーキンス、早川書房、2009）**

　原子力発電やリハビリテーション・作業療法にみられる論争・科学的検証が抱える問題は、進化論にも同様にある、ということがこの2冊を読むと良くわかります。『神は妄想である』によれば、米国には、人間、人間以外の動物、植物など地球上の生物のすべてを神が一挙に創った、という理論を信じている人が少なくない数でいるそうです。また学校で進化論を教えることを禁止している州もあるそうです。この事実は、地球上のすべての人間が納得する「絶対的に正しい唯一の見解はない」こ

とを目の当たりにさせます。しかし、著者は、神は人間の思考の産物に過ぎない、と主張し、様々な研究や理論を駆使して、そのことを説明しています。『進化の存在証明』では、一般的に実証実験は不可能であると考えられている進化論について、実は多くの実験が行われていることを述べています。たとえば、魚のグッピーを用いた研究では、グッピーは捕食者から逃れるために短期間（5カ月や9カ月）で体色や斑点の数を背景（川底）に似せることが証明されているそうです。このように、進化論のような実験しづらい理論であっても地道に実験によって理論を証明しようとしている科学者がいることを知ると、実験しづらい作業療法であっても工夫したいという意欲が湧きます。

 ## 人間社会をテーマとしている本

●銃・病原菌・鉄（ジャレド・ダイアモンド、草思社、2012）

なぜ地球には豊かな国と貧しい国があるのか、なぜ白人が南米大陸を征服できたのにその逆は起きなかったのか、文明の発展にはなぜ地域差があるのか、などについて記されています。その理由を一言で述べるなら、「食糧生産を他の地域に先んじて始めることができたかどうか」が分かれ目とのことです。決して人種間の優劣差が理由ではないとのことです。

●暴力の人類史（スティーブン・ピンカー、青土社、2015）

本書の著者は著明な認知科学者です。本書によれば、現在は、過去7000年の人類史の中で、最も平和な時代だそうです。過去の刑罰や拷問がいかに残酷であったか、過去の殺人がいかに理不尽であったか（たとえばいけにえ（儀式による殺人）、戦争・奴隷制・人権の歴史などに触れながら、そのことを例証していきます。この本を読むと、100年後や1000年後の世界はもっと平和になるのではないか、と希望を持つことができます。

●21世紀の啓蒙（スティーブン・ピンカー、草思社、2019）

啓蒙主義とは、17〜18世紀ヨーロッパで広まった、神学などの旧来の権威を否定し、理性、科学、進歩などを重視する考え方です。一方、

科学の進歩は環境破壊、大規模殺戮兵器などをもたらし、人間性の否定につながるとする考え方（反科学主義、反知性主義など）もあります。本書では、啓蒙主義の実践（科学や進歩の歩みを続けること）によって寿命の延長、健康改善、食糧事情改善、環境改善、戦死率減少、殺人発生率減少、差別減少などがこの数百年の間に世界にもたらされていることがデータとともに述べられています。また、人が「今の世界は問題だらけだ。人類の未来は暗い」と考えがちになる理由も述べられています。それはメディアが流すニュースは事件や事故が中心になっていること（たとえば、「昨日、15歳の若者が高齢夫婦を殺害し、現金を奪うという事件が起こりました。場所は……」というニュースを聞けば若者の殺人は増えているという印象を受けるが、実際は、殺人は減り続けている）などだそうです。

● **FACTFULNESS―10の思い込みを乗り越え、データを基に世界を正しく見る習慣（ハンス・ロスリングほか、日経BP、2019）**

　本書も、世界の暮らしは確実に良くなっている（貧困の減少、乳児死亡率低下、学校教育を受けられる人の割合の増加、電気を使える人の割合の増加など）ことを、大量のデータを示しながら主張しています。

　これら4つの本を読むと、10年後や100年後や1000年後の世界に希望が持てます。そして、リハビリテーションという崇高な理念を基として、目の前の作業療法や理学療法、あるいは教育に対し、仕事として真摯に、科学的に取り組むことがその希望につながっていると考えることができ、自分の仕事に誇りが持てると思います。

 ## 幕末史をテーマとしている本

　高校の授業科目の中で日本史や世界史は嫌いな科目でした。単に暗記させられる科目としか理解できていなかったことが原因だと思います。しかしある時から（30歳代以降）司馬遼太郎氏の著作をはじめとした歴史小説を読むようになり、幕末史や戦国史にも興味を持つようになりました。幕末史でいえば、『竜馬がゆく』『翔ぶが如く』『峠』『燃えよ剣』

など、司馬氏の著作はかなりの数を読みました（みなとても面白い小説です）。戊辰戦争、明治維新の一般的な評価は、開国に反対する無能な幕府勢力（江戸幕府や会津藩など）を薩摩藩・長州藩・土佐藩らを中心とする新政府軍が倒したことにより、日本は欧米列強に侵略されることなく近代化を果たした、ということでしょう。しかし、ここでも、原子力発電、リハビリテーション・作業療法、進化論でみてきたことと同様、ことはそう単純ではありませんでした。その後の読書体験で明治維新に対する別の見方や江戸幕府幕臣の開明性、会津藩の正当性を述べた本も多くあることを知りました。『会津士魂』（早乙女貢、集英社文庫、1999）を読んで会津藩の人々の無念さを知ることもできました。これらの本を読むと、一つの物事には複数の見方・評価があり、「絶対的に正しい唯一の見解はない」ということを歴史の視点から学ぶことができます。

病気や障害に関する体験をテーマとしている本

●献身―遺伝病FAP患者と志多田正子たちのたたかい（大久保真紀、高文研、2014）

　遺伝病FAP（家族性アミロイドポリニューロパシー）はかつて原因不明だった遺伝性難病で、限定された地域にみられるということもあって、患者や家族が激しい差別にさらされてきた歴史を持つ病気だそうです。その中で志多田正子氏が一途に患者に寄り添う姿が描かれています。人間の残酷さと優しさ、崇高さを実感できる本です。

●逝かない身体―ALS的日常を生きる（川口有美子、医学書院、2009）

　著者の母親がALS（筋萎縮性側索硬化症）を罹患した経験をまとめた本です。ALSという病気の残酷さがリアリティを持って迫ってきます。また家族の苦悩も実感できます。

　これらの病気や障害に関する体験記やノンフィクションを読むことは、セラピストにとってしょせんは他人事である病気・障害を少しは自分のこととして感じられることに貢献するのではないかと思います。

研究のヒントを得るために役立った本

　筆者は研究におけるライフワークとして「手の心的回転課題」における脳機能・応答時間研究を行っています。手の心的回転課題とは、被験者に、様々な角度に回転させた手の写真を１枚提示し、その手の写真が「左手か、右手か」を答えてもらう課題です。この課題遂行時の脳機能・応答時間における疾患の影響、加齢の影響、男女差、利き手差などを検討しています。この研究を遂行するために役立ってきて、かつ面白い本を記します。研究のためには原著論文や総説論文のみが役に立つわけではありません。ここに挙げるような一般書や解説書は論文に比べて読みやすく、その領域の全体像を面白く学ぶことができ、研究のヒントも得ることができるという利点があります。

- 脳のなかの幽霊（Ｖ・Ｓ・ラマチャンドランほか、角川書店、2011）
- 日常と非日常からみるこころと脳の科学（宮崎真ほか、コロナ社、2017）
- 認知のエイジング　入門編（デニス・C.パークほか、北大路書房、2004）
- 認知や行動に性差はあるのか（ポーラ・J.カプランほか、北大路書房、2010）
- 非対称の起源（クリス・マクマナス、講談社、2006）
- 左対右─きき手大研究（八田武志、化学同人、2008）

2 学生におすすめの映画

　PT・OTは、様々な人生を送ってこられた方々を対象とします。当然、臨床実習等で出会う対象者の方々の人生もバラエティーに富んでいます。理学療法・作業療法を実施する際には、対象者の性別・年齢・生活歴・教育歴など、様々なバックグラウンドを踏まえた上でその対象者の生活様式や主訴を理解する必要があります。それらを正しく理解するためには、その対象者と同様の人生を経験することが最も確実な方法でしょうが、もちろん現実的ではありません。1人の人間がその人生において経験できる事柄には限りがあります。

　それでは、人間は自分以外の人生や、他者との情緒的な共有を経験することはできないのでしょうか？——いいえ、映画や小説に触れることにより、他者の人生を追体験することや疑似体験することができます。映画や小説はその際の便利なツールになります。

　本節では、映画を通して、登場人物の人生、価値観、情緒的な変化などを追体験や疑似体験することで、様々な人生を知り理学療法・作業療法を実施する際に役に立つ、ということを紹介します。映画は総合芸術であるとも言われ、文学、音楽、絵画、演劇、演舞、歴史、政治、法律といったあらゆる要素が集約されています。1本の映画の中へと没入することで、別世界を体験し、その経験の中から、人は様々な感動や人生における示唆を得ることができます。

　ここでは、映画が持つ力を前提に、医療従事者の視点から、みなさんの人生に幅を持たせることに役立つであろう、医療や障害者などにまつわる映画を紹介していきたいと思います。

 疾患や障害をテーマとしている映画

　まず、様々な疾病に罹患し、障害を負ってしまった人物を主人公として描いた映画を紹介します。

ビューティフル・マインド：2001年度作品

原題：A BEAUTIFUL MIND、監督：ロン・ハワード、主演：ラッセル・クロウ、ジェニファー・コネリー、ポール・ベタニー

　ゲーム理論の経済学への応用に関する貢献によりノーベル経済学賞を受賞した実在の天才数学者、ジョン・ナッシュの半生を描いた物語です。2001年度アカデミー賞主要4部門（監督賞・作品賞・助演女優賞・脚色賞）を受賞しました。主人公をラッセル・クロウが演じ統合失調症者の苦悩を見事に表現しています。また、献身的な愛で夫を支える妻アリシアをジェニファー・コネリーが演じ、家族の苦悩と葛藤も見事に表現されています。主人公は大学院生時代に統合失調症を発症し、それ以降、幻覚に悩まされます。映画では、その幻覚を主人公の視点で描写し、他者には見えない幻覚を主人公と同一の視点で観客に見せ、現実と幻覚の境目をあいまいにして、観客も知らずして幻覚を疑似体験するような表現方法を用いています。最後は主人公の努力が報われ感動的なエンディングを迎えますが、その人の人生における幸福とは何かを、統合失調症を患った人とその家族の2つの視点から描いています。

I am Sam アイ・アム・サム：2001年度作品

原題：I AM SAM、監督：ジェシー・ネルソン、主演：ショーン・ペン、ミシェル・ファイファー、ダコタ・ファニング

　知的障害のある父親がその障害を理由に娘の養育権を奪い取られ引き離されてしまい、敏腕女性弁護士や友人たちの力を借りて、娘の養育権を取り戻そうと奮闘する過程を描いた感動的な心温まる人間ドラマです。ショーン・ペンが知的障害（7歳の知的レベル）のある父親役サムを演じ、その演技は高く評価されアカデミー賞主演男優賞にノミネートされました。また、冒頭20分間での娘の成長に合わせて親子の関係が深まっていく描写は秀逸です。サムの娘に対する純粋な愛情から彼に関わる人々が影響を受け、結果として救われていく過程もサブストーリーとして描かれておりこの映画の魅力を深めています。実際に知的障害の当事者も出演しており、知的障害者の社会的立場を再考させられる映画

です。余談ですが、サムの台詞にビートルズの歌詞を引用したり、レコードジャケットを模したシーンを挿入するなど、ビートルズに対するオマージュ（尊敬、敬意のこと）が随所にちりばめられています。また、全編ビートルズのカヴァー曲をサウンドトラックとして使用しており、音楽映画としても楽しむことができます。

イミテーション・ゲーム／エニグマと天才数学者の秘密：2014度作品
原題：THE IMITATION GAME、監督：モルテン・ティルドゥム、主演：ベネディクト・カンバーバッチ、キーラ・ナイトレイ、マシュー・グード

　初期のコンピュータ開発の第一人者であり、第二次世界大戦時、解読不可能と言われたドイツ軍の暗号、通称エニグマの解読に成功したイギリス人の天才数学者アラン・チューリングの半生を描いた映画です。映画は、暗号の解読の過程をスリリングに描き、一見戦争を背景としたサスペンス調の映画に仕上がっています。当時のイギリスでは、同性愛は法律で禁じられていたのですが、アラン・チューリングは同性愛者であり、また、映画の中では明言されていませんが、チューリングの行動様式にはアスペルガー症候群の特徴を示す描写が多くちりばめられています。映画ではそのようなチューリングの孤独感や他者とは相容れぬ葛藤を、彼の人生における成功と影を紡ぐことにより描いています。アスペルガー症候群の対象者に関わった人たちが、それに振り回され困惑する様子が大変的確に描写されています。

最強のふたり：2011年度作品
原題：INTOUCHABLES/UNTOUCHABLE、監督：エリック・トレダノほか、主演：フランソワ・クリュゼ、オマール・シー、アンヌ・ル・ニ

　事故により頚髄損傷となり、車いす生活を送る富豪と、ひょんなことから介護者になってしまったスラム出身の黒人青年が、出会い交流し友情が生まれるまでを描いた実話に基づいた映画です。生活スタイル、趣味、思考パターンなどすべてにおいて2人の共通点はゼロであり、2人

の世界は衝突し続けますが、やがて互いを受け入れ、最強の友情が生まれていく様子が描かれています。介護者としては、全くの素人である黒人青年の型破りで、医療や介護の常識を覆すような（かなり風刺的）介護の様子が痛快です。本作は、フランス映画ですが、後にハリウッドでリメイクされました。医療や福祉に対する自らの視点や姿勢や考え方を再考させられる映画です。

差別や偏見をテーマとしている映画

　みなさんは、ハンセン病について知っていますか？

　国立感染症研究所のホームページ[1]には、「ハンセン病は皮膚と末梢神経を主な病変とする抗酸菌感染症で、現在は途上国を中心に患者がいるものの、日本の新規患者の発生は毎年数名で、過去の病気になってきている。しかし、感染症法の前文には『我が国においては、過去にハンセン病、後天性免疫不全症候群等の感染症の患者等に対するいわれのない差別や偏見が存在したという事実を重く受け止め、これを教訓として今後に生かすことが必要である。』と記載されている。」、また「ハンセン病は社会との関係を抜きにしてはこの疾患の本質を理解することはできない。」とも記されています。残念ながら、いまだに、ハンセン病に対する理解は低く差別や偏見が現在も残っています。

　ここでは、このハンセン病に対する差別や偏見がテーマとなっている日本映画2つと，昨今話題となっているLGBT［性的少数者（セクシュアルマイノリティ）の総称の一つ］をテーマとした映画1本、学校での差別をテーマとした日本のアニメーション映画1本を紹介します。

砂の器：1974年度作品
監督：野村芳太郎、主演：丹波哲郎、加藤剛、森田健作
　松本清張の長編推理小説「砂の器」を映画化した日本映画の金字塔の一つとして数えられている名画です。テレビでもこれまでに7回ドラマ化されていますが、この映画が最も感動的です。
　物語は、東京・蒲田にある国鉄（現在のJR）の操車場内で殺人事件

が発生した場面から始まります。被害者の身許が不明であったため捜査は難航し、この被害者を特定するための捜査の過程が丁寧に描かれ、様々な謎解きの末に犯人が特定され逮捕に至ります。小説は、謎解きに重きを置いておりますが、映画では、小説では描写されなかった殺害に至るまでの動機をまるで小説の行間を読むがごとく描いています。この動機がハンセン病に対する差別と偏見に関係してくるのですが、これをクライマックスの40分間で登場人物の台詞は一切なく壮大な音楽と圧倒的な映像美だけで描いています。古い映画ですが、是非、先入観を捨て、日本の名画に触れてみてください。

あん：2015年度作品
監督：河瀬直美、主演：樹木希林、永瀬正敏、内田伽羅

　元ハンセン病患者の高齢女性が人間の尊厳を失わず生きようとする姿を静かな語り口で丁寧に描いています。主人公の千太郎は、どら焼き屋の雇われ店長としてつらい過去を背負いながら、その過去から逃げるように単調な日々をやり過ごしていました。そんなある日、その店の求人募集の貼り紙をみて応募してきた一人の高齢女性、徳江が現れます。千太郎は徳江を雇い、どらやきの粒あん作りを任せることになります。徳江の作った粒あんはとても美味しく、あっという間にどら焼き屋は大繁盛となります。しかしながら、心ない噂が広がり、客足は途絶え徳江は追い込まれていき、店に来なくなってしまいます。千太郎は徳江を探してハンセン病の療養所まで探し当てます。結末は、映画で確認してみてください。なお、ロケ地として東京都東村山市にあるハンセン病療養所の全生園が使われています。

チョコレートドーナツ：2012年度作品
原題：ANY DAY NOW、監督：トラヴィス・ファイン、出演：アラン・カミング、ギャレット・ディラハント

　時代背景は、1979年のカリフォルニア、同性愛や障害児に対する偏見がまだ多く存在していた時代の実話をもとにした映画です。母親の育

児拒否により母親の愛情を知らずに育ったダウン症の少年マルコと、シンガーを夢見ながらもドラァグクィーンとして生計を立てその日暮らしをしている青年ルディ、正義を信じながらもゲイであることを隠して生きる検察官ポールの3人の物語です。ルディとポールは出会い愛し合い、マルコを迎え入れ幸せな家庭を築き始めますが、ゲイであるがゆえに法と好奇の目にさらされ、ルディとポールはマルコを養子とすることを認められず、引き離されてしまい、物語は悲劇で終わります。障害児、社会的弱者、性的マイノリティーに焦点を当てた社会批判がテーマですが、愛に満ち溢れた映画です。

聲の形：2016年度作品
原題：The shape of voice/A SILENT VOICE、監督：山田尚子

小学生時代、先天性の聴覚障害によっていじめを受けた少女と、その彼女のいじめの中心人物となったことが原因でいじめる側からいじめを受ける側になってしまい孤独になってしまった少年との2人の触れ合いを中心に映画は描かれます。中学生になった少年は、さらに心を閉ざしてしまいますが、高校生になり少女と再会してから、様々な葛藤に苦しみながらも、少女との関係を修復することで周囲に心を開いていきます。人間の持つ孤独や絶望、純愛や友情などが客観的な視点で描かれます。この映画を観ると、生まれながら障害を持ってしまった人の気持ちとは？　いじめとは何か？　など、改めて考える機会になります。原作は、大今良時による漫画「聲の形」です。なお、劇場版が制作される前に全日本ろうあ連盟監修のもと道徳教材化され2015年に30分の実写DVDが販売されました。

 その他、実習生へのおすすめ映画

映画は日々世界中で制作されており、星の数ほどあります。今回紹介した映画はほんの一部ですが、それ以外でおすすめの映画をタイトルのみお伝えします。

- 医療従事者が奮闘する映画：レナードの朝
- 精神医療を再考させられる映画：カッコーの巣の上で
- 戦争と障害者をテーマとした映画：帰郷、7月4日に生まれて、ディアハンター

参考文献

1) 国立感染症研究所：ハンセン病とは（2016年4月7日改訂）
https://www.niid.go.jp/niid/ja/kansennohanashi/468-leprosy-info.html（2019/9/24アクセス）

第**7**章　他者を理解し、セラピスト人生を楽しむために役立つ本・映画案内

PT・OTのための臨床実習の鉄則
実習準備からレポート作成まで

定価(本体2,800円＋税)

2020年11月30日　第1版第1刷発行

編著者　　下田　信明
　　　　　しもだ　のぶあき

発行者　　福村　直樹
発行所　　金原出版株式会社
　　　　　〒113-0034 東京都文京区湯島2-31-14
　　　　　電話　編集(03)3811-7162
　　　　　　　　営業(03)3811-7184
　　　　　FAX　　(03)3813-0288　　　　　© 下田信明，2020
　　　　　振替口座 00120-4-151494　　　　検印省略
　　　　　http://www.kanehara-shuppan.co.jp/　*Printed in Japan*

ISBN 978-4-307-75061-5　　　　印刷・製本／シナノ印刷
　　　　　　　　　　　　　　　DTP・装丁／Sun Fuerza

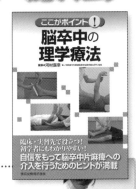